薬のいらない体は、
酵素がつくる！

鶴見隆史

三笠書房

はじめに

「健康で長生き」のカギは、酵素にあり

「薬を飲むのはやめましょう」

私がクリニックに来院された患者さんにこう告げると、たいていは驚いた顔をされます。

おそらく、これまでかかってきた医者は、なにかと言えば薬を、しかも何種類も出していたでしょうから、無理もありません。

「薬を飲んでいるかぎり、病気は治りません」

このように続けても、患者さんはまだ納得のいかない顔です。

私が治療で薬を使わないのは、薬は体の害になりこそすれ、病気を治してはくれないからです。

では、病気を治すには何が必要なのでしょうか。

それは、もともと体にそなわっている、病気に立ち向かい、治ろうとする力、すなわち、自然治癒力を高めることです。医療がその手助けをすることはあっても、人が病気から回復するのは、結局は自然治癒力によってです。

その**自然治癒力を高めるには、体の「酵素」を増やすこと**です。

酵素は、新陳代謝をはじめ、人間の生命活動すべてに関わっています。

酵素が増えれば、免疫力も自然治癒力もアップします。

逆に、酵素が減れば、病気になりやすい体になってしまうのです。

薬は、この酵素の働きを邪魔して、酵素を減らし、体から、免疫力や自然治癒力を奪っていきます。

医師になって、現場で患者さんの治療にあたるようになってまもなく、私は、薬漬けの医療に疑問を抱くようになりました。

急性・救急の場合はともかく、ガンや生活習慣病などの慢性病では、いくら薬を飲んでもいっこうに治らないどころか、むしろ、体調を悪化させたり、亡くなったりする患者さんばかりだったからです。

以来、病気を根本から治すことのできる治療法を追い求め続けてきました。

私が現在、治療の柱にしている「酵素栄養学」とは、ひとことで言えば、体内の酵素を増やして健康を増進していくものです。

患者さんの病状がよくなったり、全快された姿を見るとき、私は医師としてこれ以上ないよろこびを感じるとともに、確信を深めています。

本当に病気を治してくれるのは酵素です。

体を病気から守ってくれるのも酵素です。

本書では、**なぜ酵素で健康になれるのか、そして、食事内容から、生活習慣、ファスティング（鶴見式・半断食）まで、酵素を増やし、その働きを高める方法を紹介していきます。**

ぜひ、酵素の力で、病気とは無縁の、薬のいらない体を手にいれてください。

鶴見隆史

◎もくじ

1章 薬は飲まないほうが、健康になる

2章 なぜ、酵素が体に必要不可欠か

3章 自然治癒力を高める、いい食習慣

4章　医者も薬も遠ざける生活の基本

5章 薬に頼らず、自分で不調を治す法

編集協力　水尾裕之
本文図版・イラスト　瀬川尚志

1章

薬は飲まないほうが、健康になる

薬を飲ませたがる社会の裏側

◎自分の体は、自分で守る

人はなぜ薬を飲むのでしょうか。

私には以前から不思議で仕方がないことがあります。

常識も教養もあって、社会や政治にも高い問題意識を持っておられる方でも、こと医療や薬に関しては、医者の言いなり、製薬会社の言いなりに、出された薬をそのまま受け入れている方が少なくないということです。

近年は、インフォームドコンセント（医者が治療の内容や目的について十分な説明を行ない、患者の同意を得ること）や、セカンドオピニオン（病状や治療法について他の医師の意見を求めること）という考え方も広まり、少しずつではありますが、医者の言うことが患者さんにとって、完全に一方的な「お達し」ではなくなりつつあるようです。

ですが、いまだ薬に関しては、**本当は飲まなくていい薬、飲んではいけない薬を、出されるままに飲んでいる方が大多数のようです。**

そこには、「まさか医者が体に悪いものを勧めてはこないだろう」「かりにも国が認可した薬なのだから間違いはない」という思い込みがあるのかもしれません。

しかし、国が認可した安全なはずの薬で、これまでにも数々の薬害が発生し、命を落としたり、深刻な健康被害など、取り返しのつかない事態が引き起こされています。

◎その薬は、誰のための薬なのか

現在の医療業界は、その全体が製薬会社に支えられています。

医師の学会や研究会の費用、大学や研究機関の研究費、さらに医学雑誌まで、製薬会社がお金を出していないものはないと言ってよく、すべて製薬会社なしには成り立ちません。

政治家や官僚も、多額の献金や選挙の組織票、天下り先など、絶対に失いたくないものを製薬会社に握られています。

国民の健康を守らなくてはいけないはずの政府や役人は、国民よりも製薬会社のほうを向いて、政策や規制緩和を行なっているのが現実です。しかも、国民にはきちんと知らせることなく、です。

健康保険も含めて、医療制度自体が、薬を消費させる巨大な装置になっています。研究機関や病院などの組織から、開業医まで、製薬会社を抜きにやっていくことは不可能であり、至難の業《わざ》なのです。

事実を報道するのが仕事であるはずのマスコミも例外ではありません。薬品メーカーは、テレビをはじめとするさまざまなメディアの大スポンサーです。報道機関といえども広告収入が命綱ですから、たとえニュースであっても、メーカー寄り、もしくはメーカーに配慮したものにならざるをえません。

この構図は日本国内にとどまりません。「メガファーマ」と呼ばれる、多国籍巨大製薬会社は、世界のお金の流れを牛耳っており、メガファーマの意向はＷＨＯ（世界保健機関）の決定にさえ影響をおよぼしています。

ひとつの新薬を開発するには何百億円もかかるうえ、今述べたように、人々や組織にスポンサーとして資金を提供して、自分たちの都合のいいように世の中を動かしていくには、莫大なお金が必要です。

そのお金をつくるためには、なりふりかまわず、本当は必要のない薬まで売らなければいけないという悪循環におちいっているのが、製薬会社の現状です。

製薬会社の事情がどうあれ、私たち一人ひとりが、健康や命と引き換えに、毒にしかならない薬を飲み続けなければならない理由にはなりません。

自分の体を守れるのは自分だけです。

医者に薬を勧められたとき、自分で薬を買おうとするとき、それは誰のため、何のための薬なのか、本当に飲まなければならない薬なのかを、今一度考えてみていただきたいと思います。

病気そのものを薬は治さない

◎服用するときに知っておきたい大原則

薬では病気は治りません。

「そんなバカな!?」とお思いですか?

たとえば、かぜをひいて病院へ行ったとします。

医者は、せき止めや鼻炎薬、解熱剤など、何種類もの薬を出してくれるでしょう。

出された薬を飲んで、せきや鼻水が止まり、熱が下がれば、多くの方は「薬が効いた」と思うかもしれません。

症状が収まったのであれば、たしかに薬は効いたのでしょう。しかし、これは薬がかぜを治したわけではありません。

かぜが治ったとすれば、それはあなたの体にもともとそなわっている「自然治癒力」によるものであり、薬は「症状を消しただけ」にすぎません。

そもそも、せきや発熱などのかぜの症状は、体がウイルスと闘って、打ち勝とうとしている免疫反応です。

せきや鼻水はウイルスを体の外に出すため、熱はウイルスを撃退し、酵素の活性を高めて免疫力を上げるためにあります。

薬によってこれらの症状を抑えてしまうのは、治ろうとして体が頑張っているのを邪魔することにもなりかねません。

事実、薬を飲むことで病気が長引いてしまうのはよくあることです。

もうひとつ例をあげましょう。

高血圧と診断されて降圧剤を飲んでいるとします。もし、薬が病気を治してくれるのなら、遅かれ早かれ、薬をやめられる日が来るはずです。

しかし実際は、いったん降圧剤を飲み始めると、「この薬はずっと飲み続けてください」などと言われてしまうのです。

こういうことが起こるのは、薬は症状を消しているだけで、血圧が高くなっている根本原因を取り除いてくれるわけではないからです。

生活習慣病であれば、病気をもたらしている生活習慣をあらためなければ、本当に治ることはありえません。

このように、病気を根本的に治すのではなく、体の免疫反応である症状だけに目を向けた治療を「対症療法」と言います。

薬は対症療法の象徴のような存在です。薬は化学的な合成物であり、体にとっては異物そのものです。

「毒をもって毒を制する」のが薬であり、本当にやむをえない場合以外は、飲むべきではありません。「飲まなくて済むなら飲まない」「飲む場合は短期で」「常用は避ける」が大原則です。薬は目先の症状は抑えても、免疫力、自然治癒力を低下させてしまいます。

薬を飲むのは病気を治すことではなく、むしろ、飲めば飲んだ分だけ健康から遠ざかってしまうと考えたほうがよいのです。

できない医者ほど、薬を出したがる

◎体に「異物」を取り込まない

「手術をしましょう」と医者に言われたら、それを納得して受け入れるのは、やはり簡単なことではないですよね。

「成功率はどのくらいですか?」「どのくらい大変な手術なのでしょうか?」といったことを尋ねずにはいられないでしょうし、「どうしても手術が必要ですか?」と尋ねる患者さんもいるでしょう。

なかには、考えた末に手術することを拒否する患者さんもいるはずです。

一方、薬の場合はどうでしょう? 医者から「お薬を出しておきますから」と言われたら、素直に薬をもらう患者さんが大部分ではないでしょうか。

手術と言われると、たとえ危険の少ない手術であっても「ひょっとすると万一のことがあるかも」という思いさえ頭をよぎるかもしれません。

なのに薬なら、医者の言うことにただ従ってしまうのは、「薬を飲んだくらいでは大したことは起こらない」と考えているからでしょう。

◎「クスリ」は、「リスク」になる

それが思い込みにすぎないことは、これまでに起こってきた数々の薬害が証明しています。

キノホルムという整腸剤によって神経障害が起こり、失明する人まで出たスモン病、妊娠中の催眠剤により子どもに先天異常を引き起こしたサリドマイド禍、薬害エイズ、近年ではインフルエンザ治療薬タミフルによる異常行動、突然死など、薬が健康を害し、人の命を奪った事例は枚挙にいとまがありません。

これらの薬害は、特別な理由で起こった、特別な出来事だとお思いでしょうか。

失明したり、子どもに影響が出るとわかっていて薬を飲み続ける人はいません。

これらの薬禍を起こした薬の多くは、当時はふつうに飲まれていた、ありふれた薬だったのです。

スモン病の原因となったキノホルムは、整腸剤であり、非常に安全性の高い薬とされていました。まさかそんな薬を飲んで深刻な病気が起こるとは誰も考えていなかったはずです。しかも、原因が究明されたのはスモン病の発生から十数年も後のことでした。

今は当たり前のように飲まれている薬であっても、10年、20年ののちも安全である保証はどこにもありません。化学的に合成された薬は体にとっては異物であり、薬を飲むことは体に毒を入れるにも等しい行為です。

また、できない医者ほど多くの薬を出そうとするものです。薬の数が増えれば、成分が互いに作用をおよぼし合うことになり、危険性はさらに高まります。

「クスリはリスク、リスクはクスリ」「薬頼みのイシャはアヤシイ」

このことを、くれぐれも肝に銘じていただきたいと思います。

気軽に飲んでいるものほど、注意が必要

◎かえって症状を長引かせてしまうことも！

「かぜ薬」「胃腸薬」「頭痛薬」。これらは医者にかからなくても街のドラッグストアで手軽に買うことができますし、種類も豊富です。

ちょっと調子が悪いと、すぐにこうした薬に手をのばし、半ば常用してはいないでしょうか。もしそうなら、それはとても怖いことです。

かぜの薬は、解熱剤にしろ、せき止めにしろ、鼻炎薬にしろ、すべて症状をとるだけの対症療法の薬です。

これらの症状は体がかぜと闘っている免疫反応であり、薬を飲むと余計にかぜは長引きます。

ＦＤＡ（米国食品医薬品局）の諮問委員会は２００７年、せき止めや鼻炎薬を含む市販のかぜ薬を６歳未満の子どもに使うべきではないと勧告しました。

市販のかぜ薬は効果がある証拠がないうえ、小さい子どもほど害だけが現われる危険性があるというのがその理由でした。

かぜ薬のなかには、脳症や熱性けいれんを引き起こすものも少なくありませんが、市販薬を含め、そうした薬が当たり前のように使われ続けています。

かぜは自然に治るものです。生野菜や果物のすりおろしなどで酵素をたっぷり摂って、暖かくして寝ていれば、薬はまったく不要です。

胃薬のほとんどは胃酸を抑える薬です。飲み始めは、たしかに胃酸過多が収まり、胃炎や胃潰瘍《かいよう》も一時的によくなります。

しかし、飲み続けると胃酸が薄まり、胃の酸性度が弱まります。体外からの食物を直接的に受け入れる胃は、酸性に保たれることで細菌の繁殖を防いでいます。

胃の酸性度が弱まると、ピロリ菌などの細菌が増え始め、胃粘膜を荒らして、いったんは治ったはずの胃炎や胃潰瘍を再び引き起こすのです。

また、胃腸薬のなかには副作用として、白血球などの免疫細胞の働きを抑えるものがあり、免疫力を低下させ、感染症を悪化させます。そればかりか、せん妄（錯覚や幻覚などをともなう意識障害のこと）や全身けいれんを引き起こすことさえあります。

多くの下痢は、害になるものをいち早く体の外に出してしまおうとする反応なので、薬を飲むとかえって治りが遅くなります。

便秘薬の一部には、飲み続けると腸粘膜の動きを麻痺させて、便秘を悪化させてしまうものがあります。

下痢も便秘も、食生活や生活習慣など根本的な原因を正すことが肝心です。

〝頭痛持ち〟の人は、薬が手放せなくなりがちです。症状が出ると反射的に薬を飲んでしまうという人も少なくないでしょう。

頭痛は頭部の血流の乱れから生じ、このときに痛みの原因物質も発生します。頭痛薬はこの物質の発生と、血流を抑えることで痛みを消しています。

頭痛薬といっても、実際は頭だけではなく、薬は血液に乗って体じゅうに行き渡っています。

市販薬にすぐ頼っていませんか?

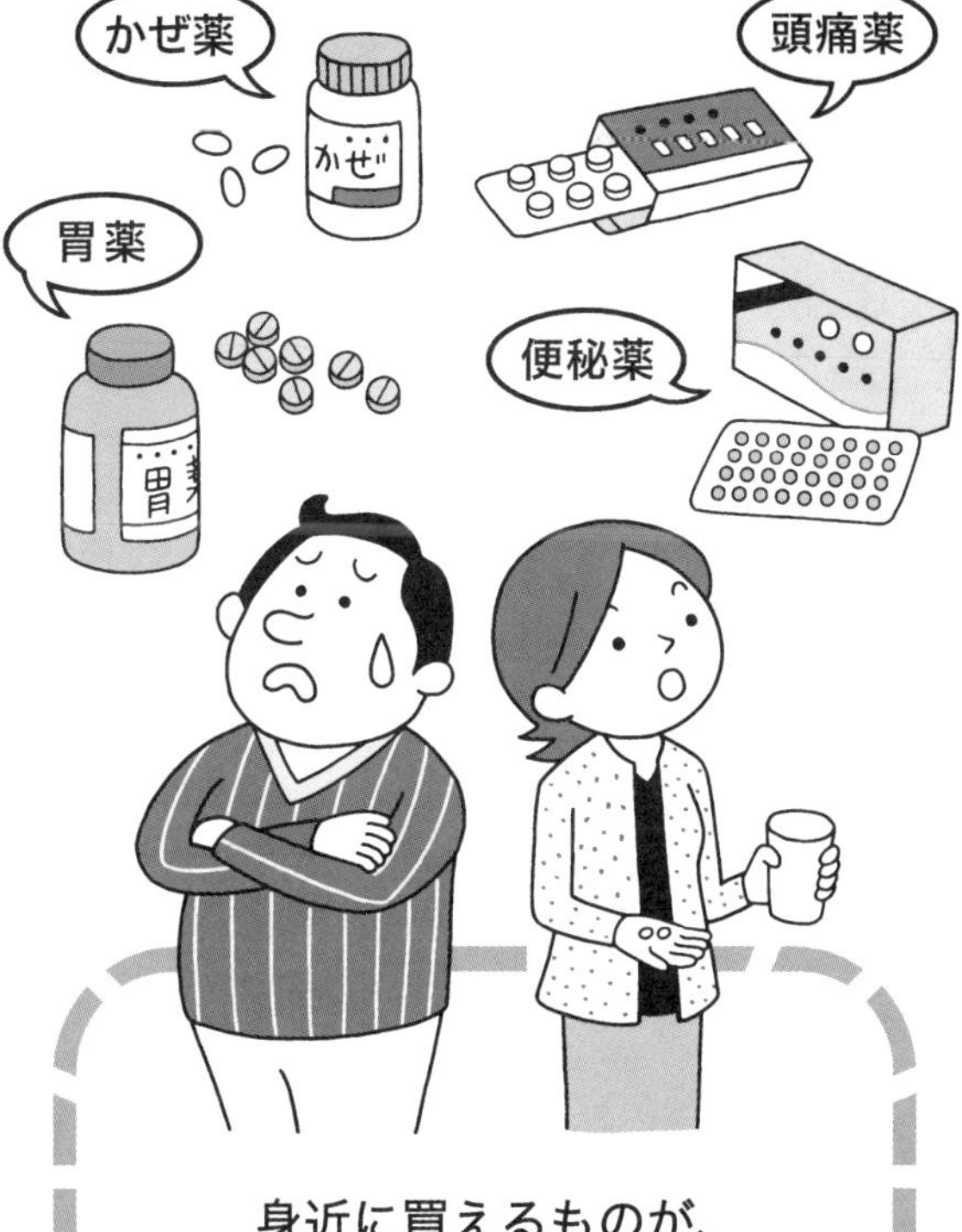

身近に買えるものが、
病気の引き金になっていた!

痛みの原因物質は胃粘膜を保護する役割もあるため、頭痛薬を飲み続けると胃炎や胃潰瘍が起こりやすくなります。血流が抑えられると、体温が下がって免疫力が弱まります。

言うまでもなく免疫力が落ちると、あらゆる病気の引き金となります。

頭痛は重大な病気の、体からのサインかもしれません。それを薬で痛みだけとっていては、いたずらに病気を進行させる危険性もあります。

対症療法的に症状をとる薬は、結局は「ごまかし」にすぎません。

市販薬の効きめは医者が処方する薬の3分の2から半分程度というのが一般的です。とはいえ、化学的に合成された異物であることにかわりはなく、飲み続ければ確実に体に害をおよぼします。

まるで日用品のように、私たちの暮らしの中に入り込んでいるこれらの薬ですが、体にとっては毒と同じであり、決して気軽に飲んでいいものではありません。

その薬を飲まなければ命に関わるという状況でなければ、どんな薬であろうと飲んではいけないと私は思います。

では、どんな場合に限って薬はＯＫなのか

◎キーワードは「急性」か「慢性」か

薬は基本的に飲まないに越したことはありません。

しかし、薬を飲んだほうがいいときもあります。

それは、急性、救急の場合です。

事故などで怪我をした場合、まずは命を守ることがなによりも大事です。

こうした状況では、手術が行なわれることもあるでしょうし、薬剤の投与も必要になります。脳出血や脳梗塞、狭心症や心筋梗塞、大動脈瘤《りゅう》破裂なども同様です。伝染病や感染症も急性疾患です。

これら緊急を要する病状は、短期決戦で一気に対処する必要があり、西洋医療の対

症療法的な治療が力を発揮します。

このような場合は薬を使って、とにかく危険な状態を脱しなければなりません。

これに対して、糖尿病や高血圧、高脂血症などのように、生活習慣が原因の慢性的な病気に薬を用いることには疑問符がつかざるをえません。

これら**生活習慣病を根本的に治すには、生活そのものをあらためる以外になく、対症療法では治療効果を上げることはできないのです。**

慢性的な病気の薬は症状を抑えているだけで、やめると病状は逆戻りしてしまうため、「薬漬け」と言われる状態になりがちです。治したら飲む必要がなくなる、急性の病気に用いられる薬とは、この点で決定的に異なっています。

慢性病で飲む多くの薬は、本当の治療とは言えないだけでなく、かえって病気を長引かせ、副作用や新たな病気を生み出します。

Ｉ型糖尿病などの先天的な病気は例外として、薬がその効果を最大限に発揮するのは、主として急性疾患に、短いあいだに限って使われる場合です。

その典型的な例がステロイド剤です。

ステロイド剤は炎症を抑える効果が絶大で、副腎皮質ホルモンと同じ働きをする物質を化学的に合成したものです。この薬のおかげで命を救われた人は数えきれないでしょう。

薬剤の使用やひどい火傷、ハチに刺されたり、そばアレルギーなどでショック状態（アナフィラキシー＝アレルギー反応の一種で、血圧低下、呼吸困難等が起こり、場合によっては死に至る）になったとき、ステロイド剤を使えばたちまちのうちに危機を脱することができます。その目覚ましい効能から、かつては「奇跡の薬」とも呼ばれ、現在でも救急救命など一刻を争う状況では、なくてはならない薬です。

しかし、こと慢性疾患に使用されるとなると、事情は異なってきます。

ステロイド剤はぜんそく、アトピー性皮膚炎、潰瘍性大腸炎、膠原病《こうげんびょう》、クローン病など、さまざまな病気の治療に用いられています。

使い続けると、感染症にかかりやすくなったり、白内障、糖尿病、骨粗しょう症など、新たな病気を引き起こし、最悪の場合は突然死に至ります。

常用していると副腎皮質ホルモンがつくられなくなり、急に中止しようとすると倦《けん》怠感《たいかん》、嘔吐、頭痛、血圧低下、関節炎などの「離脱症状」が出ます。飲み始めると、やめることも難しくなる、たいへん恐ろしい薬なのです。短期間に適量を使用する以外は、絶対に飲んではいけない薬のひとつがステロイド剤です。

◎「高血圧」は、薬で治す必要はない

また、日本でもっとも多くの人が常用している薬のひとつに、血圧を下げる薬「降圧剤」があります。しかし、無理に血圧を下げると、脳卒中を起こしたり、ボケやアルツハイマーを発症したりします。さらには、免疫が弱まり、感染症やガンのリスクも高まります。２０１０年に２０８万人だったアルツハイマー病の患者が、２０１２年には４６２万人にはね上がったのは、血圧の「ガイドライン」が２００９年に改訂され、基準値が引き下げられて以降、降圧剤を飲む人が急増したことと無関係ではないでしょう。

降圧剤は、血圧の上と下の差を極端に小さくする薬です。そのため、脳に血液がよ

く行かなくなり、アルツハイマー病が出現します。血圧の薬を飲み続けると「ボケ」になるとすら言えるかもしれません。

製薬会社にとって「降圧剤」は安定的に莫大な利益が得られる薬です。高血圧の基準を作成する委員に製薬会社から寄付金が渡されていることを考えれば、前述の関係が当然疑われます。

病気に薬が必要なのではなく、「薬に合わせて病気がつくられる」という本末転倒が、現実に起こっていることを知っておいていただきたいと思います。

体にとっては異物であり毒物である薬を、慢性病の治療に用いて、長いあいだ飲み続けること自体、無理があるのです。

しかし実際には、使われている薬の9割が慢性病の薬であり、飲む必要のない薬、飲んではいけない薬が大量に処方され続けています。

生活習慣病などの慢性病は、自分で予防、改善できる病気です。

最善、最良の薬は、生活を見直し、生野菜、果物、発酵食品などの酵素食を中心にした食事を摂り、適度な運動を行なうことのほかにありません。

薬は酵素を減らして、体を弱らせていた

◎「薬が体の毒になる」メカニズム

薬はなぜ毒になるのでしょうか。

命あるものは、微生物であろうと、すべて酵素を持っています。詳しくは2章で説明しますが、食物の消化から、呼吸、免疫細胞やホルモンをつくることまで、酵素は私たちの体の働きすべてに関わっています。

酵素がなければ私たちは生きていけません。酵素はまさに命そのものです。その**酵素は一生分の量が決まっており、酵素を無駄遣いしないことが健康を保つ秘訣です。**

薬が体にとって毒になるのは、酵素の働きを邪魔して、浪費させる、「酵素阻害剤」だからです。

石油を主原料としてつくられた薬は、分子構造上でも、もともと人体には存在しない異物です。異物である薬が体内に入ると肝臓に運ばれ、そこで毒物を専門に処理している酵素によって解毒されます。

まずこのときに、大量の酵素が消費されることになります。そして、解毒しきれなかった薬が血液に乗って全身をめぐっていくのです。

当然、薬は必要なところ以外にも届いてしまいますので、ホメオスタシス（体温や血液をはじめ、体の状態を調節して健康を保つ働き）が乱れます。

たとえば、抗生物質は細菌の細胞膜をつくる酵素の働きをブロックすることで細菌を死滅させます。しかし、病原菌だけでなく、消化や代謝を助けてくれる細菌（善玉菌）まで殺してしまうため、飲み続ければ必ず健康を害することになります。

薬の多くは酵素が働きかける物質（基質）と似た構造をしているため、酵素と結合して、その働きをブロックしてしまうのです。

このように薬は、肝臓で酵素を消耗させ、作用するときにまた酵素を消耗させせと、体内の酵素をどんどんと減らしていきます。

酵素が減ると、免疫細胞やホルモンも十分につくられなくなり、免疫力も自然治癒力も落ちて、体はますます弱ってしまいます。

薬は体の力を奪う毒物です。薬を飲むよりも、免疫力や自然治癒力をアップさせてくれる酵素を増やすほうが絶対に体のためになります。

酵素は、生野菜や果物、発酵食品に多く含まれています。

これらの食物をしっかりと摂って、酵素の働きを高めることが、病気を予防し、改善するうえでもっとも肝心なことなのです。

病気予防とは、すなわち食である

◎西洋医学に決定的に足りない考え方

医者の言うことがすべて正しいとはかぎりません。

私も医者のひとりであり、こんなことを言うのは忍びないものがあります。

しかし、実際に医療の現場で行なわれている治療を見るかぎり、やはりそう言わざるをえません。現在の日本で「医師」によって行なわれている医療は、欧米で確立された西洋医療です。

日本の医師は医科大学の６年間、さらに医師になってからも、西洋医療に基づいた治療法を徹底的に叩きこまれます。それはすなわち、検査をして、病名を見つけ、薬を出す、という対症療法そのものです。

はっきり言えば、**西洋医療とは、「上手に検査できる医療」であって、「予防する」とか「健康にする」という発想が欠落した医療ではないか**とさえ感じます。

私がまだ研修医だった１９７０年代のことです。ある教授に「この病気はどうして起こったのでしょう？」と尋ねたところ、「そんなことは考えなくていい！」と、ひどく叱責されたことがありました。

ほかの先生でも何度か似たようなことがあり、「原因を考えずに本当の治療が成り立つものだろうか?」と割り切れない思いを抱いたものでした。

それがつい最近も似たような経験をしたのです。

白内障の検査で、ある眼科医にかかりました。結果は異常なしだったのですが、その医者が不親切だったこともあり、知らないふりをしてこう聞いてみたのです。

「先生、白内障の原因は何ですか?」。するとその医者は「そんなことは聞く必要ない。病気になったらそれを治す。それが医療」と言い放ったのです。

この国の医者と医療の本質は、21世紀を迎えてなお何も変わっていないことをあらためて思い知らされた気がする出来事でした。

西洋医療はかかった病気に対処することに重きを置き、病気の原因を究明することは二の次です。

それは、病気予防には食が大事だという意識の欠如につながります。

実際、この数十年、日本の医療が西洋医療一辺倒になるのと歩調を合わせるように、私たちの食卓の中心は、栄養バランスがよく酵素もたっぷり摂れる和食から、肉食や加工食品を主体とした欧米風の食事へと移り変わっていったのです。

病気をつくり出すもっとも大きな原因は食生活です。食の欧米化が進むにつれて、ガンや糖尿病などの生活習慣病がうなぎのぼりで増えていきました。

◎アメリカで「ガンの死亡率」が急下降した理由

日本で食と病気が欧米化の一途をたどっていたあいだ、アメリカでは何が起こっていたでしょうか。

じつはアメリカでは1990年代以降、ガンや生活習慣病での死亡者数が減り続けています。

1970年代までのアメリカは、まさに現代の日本のような状況で、ガン患者や生活習慣病患者があふれかえっていました。

1977年に発表された「マクガバン・レポート」は、アメリカ人の食生活がガンをはじめとするさまざまな病気の原因となっていることを証明して、国中に衝撃を与えました。

以来、予防医学の観点から、食事に関する多くの研究がなされるとともに、さまざまな健康政策が打ち出され、1991年からは、PBH（農産物健康増進基金）とNCI（アメリカ国立ガン研究所）が中心になって、「1日に5皿（350グラム）以上の野菜と200グラムの果物を食べよう」という健康推進運動「5 A DAY（ファイブ・ア・デイ）」キャンペーンが始まります。

こうした官民一体の取り組みの結果、日本とは逆に、アメリカでは野菜や果物の摂取量が増え続け、ガンによる死亡率は、ピークだった1991年に比べて2009年には20パーセントも低下してきています。

現在、アメリカでは、医学部の6割以上で食事療法や免疫療法をはじめとする代替医療（補完医療）の講座が開設されており、開業医の半数以上は、なんらかのかたちで栄養学を治療に取り入れていると言われます。

ドイツでは代替医療は医学生の必修科目とされ、医師国家試験にも出題されるなど、ヨーロッパの国々でも薬漬け医療を見直す機運は高まっています。

日本とアメリカの野菜摂取量の比較

●野菜摂取量の推移　日米比較（1人1年あたり）

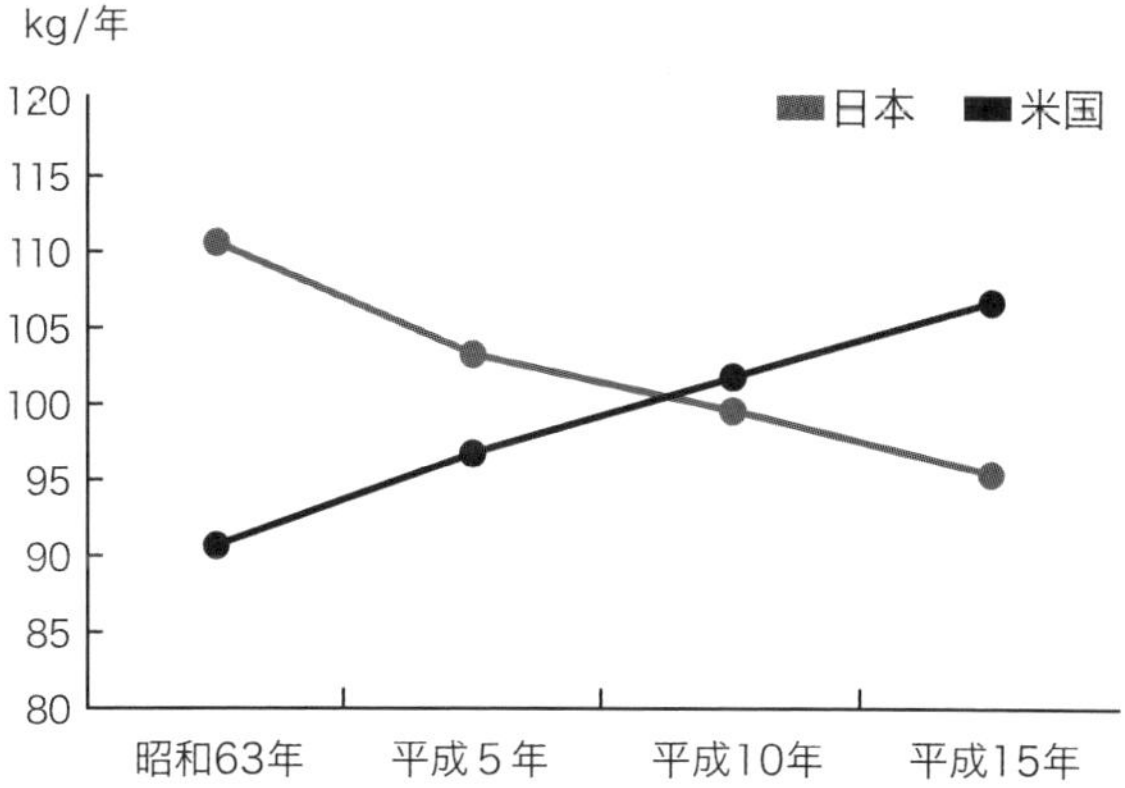

資料：農林水産省「食料需給表」、
FAO「Food Balance Sheets」（供給純食料ベースの比較）
（注）米国の値は供給粗食料に当該年の日本の歩留まりを乗じて算出

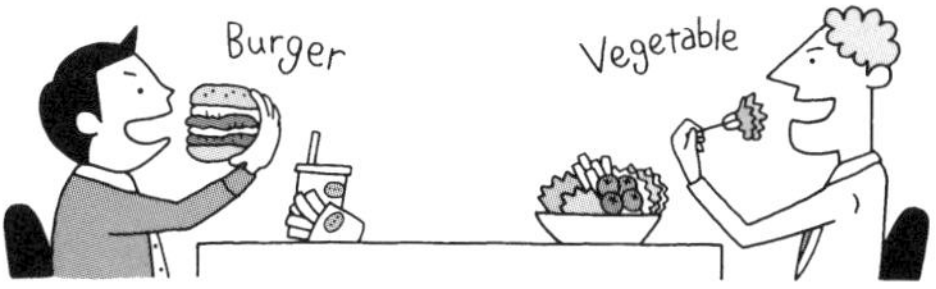

１日に５皿以上の野菜と２００グラム以上の果物を食べようという「５ A DAY」運動が、アメリカでガン予防のために始まった。それが功を奏し、アメリカでは野菜と果物の摂取量が増え、ガンによる死亡率も減少した。

ひるがえってわが国では、基本的な栄養学の知識さえない医者が大多数です。治療といえば薬に頼りっぱなしで、いまだに「何を食べてもかまいません」などと言っているのですから、あきれるほかありません。

「汝《なんじ》の食事を薬とし、汝の薬は食事とせよ」

「病気は、人間がみずからの力をもって自然に治すものであり、医者は、これを手助けするにすぎない」

古代ギリシャの医聖、ヒポクラテスの言葉です。

また、「ヒポクラテスの誓い」と呼ばれる、医師の職業倫理について書かれた宣誓文の一節には、「頼まれても死に導くような薬を与えない」とあります。

残念ながら、この国の医療の現状は、ヒポクラテスの理念とはかけ離れたところにあると言わざるをえないのです。

「よく効く薬」ほど、怖い

◎抗生物質で免疫力が落ちてしまう流れ

よく効く薬の代表格といえば、やはり「抗生物質」でしょう。

抗生物質は病気の原因となる細菌を殺してくれます。

「医学の歴史は、感染症との闘いの歴史」とも言われ、ペスト、結核、肺炎など、細菌感染が原因となる病気は、かつては「死病」と呼ばれていました。

しかし、抗生物質の誕生によって、これらは不治の病ではなくなりました。多くの人命を奪ってきた恐ろしい病気が、治療できるものになったのです。

抗生物質の発見は、偉大なる医学の進歩であり、それによって人類にもたらされた恩恵には計り知れないものがあります。

ところが、よく効く薬ほど怖いという点では、抗生物質も例外ではありません。もっとも問題なのは、病気の原因となる菌だけでなく、私たちの体内に共生して健康を守ってくれている、いい菌まで殺してしまうことです。

抗生物質は、細菌の細胞膜をつくる酵素の働きを抑え、菌を丸裸にしてやっつけます。この作用は菌を選ばないので、腸内に棲んでいる善玉菌まで殺してしまうのです。

腸内の善玉菌は、酵素やビタミン、有機酸などをつくって、消化や免疫など、人体の活動をさまざまに助けてくれています。

腸内環境を整えてくれている善玉菌が減ると、腸内が腐敗し、免疫力が落ちて、生活習慣病、アレルギー、難病など、あらゆる病気が起こってきます。

ほかに抗生物質の害としては、アナフィラキシー（31ページ参照）によるショック症状もたいへん恐ろしいものです。

抗生物質にアレルギー反応はつきものといってもいいほどです。なかには2000人に1人程度の割合でショック症状が起こる薬もあり、けいれんが生じたり、せん妄状態を引き起こす抗生物質もあります。

よく効く薬ほど、その裏側には、それに見合うだけ、いやそれ以上の大きな副作用が張りついています。

薬は可能なかぎり飲まない。飲む場合は、本当に必要なときだけ、短期間で飲むのが鉄則です。

ガン予防のためには「酵素の力」が重要

◎抗ガン剤に隠された驚きの事実

そもそも抗ガン剤は、文字どおりの毒物です。

世界初の抗ガン剤は、第一次大戦のときに開発された化学兵器マスタードガスの副産物として生まれました。

これは、細胞に対するマスタードガスの破壊的な毒性を抗ガン剤に応用したものでした。この最初の抗ガン剤の流れを引く薬は現在でも使用されており、作用の仕方も基本的に変わりはありません。その後、さまざまな抗ガン剤が開発されましたが、強烈な毒性があるという点においてはまったく同じです。

抗ガン剤がガン細胞だけを殺してくれるのなら問題はありません。ところが、細胞分裂が盛んな健康な細胞まで、ガン細胞と勘違いして殺してしまうために、まさに猛毒として作用してしまうのです。

抗ガン剤で髪の毛が抜けるのは、髪の毛を伸ばす毛母細胞は分裂が活発であることから、ガン細胞と間違えられやすいためです。骨髄や生殖器、消化管なども細胞分裂が活発な部位で、抗ガン剤の悪影響を受けやすいと言えます。

抗ガン剤は、免疫細胞の８割が集中している腸を荒らして、免疫力を一気に低下させます。とくに小腸の腸絨毛《じゅうもう》が抗ガン剤にやられると、十分に栄養を吸収することができなくなり、体はますます弱ってしまいます。

ジャーナリストの船瀬俊介氏の著作『ガンで死んだら１１０番』には、みずからも抗ガン剤治療に苦しんだ経験のある評論家が、ガンの専門医を訪ね歩き、次のような質問をぶつけたエピソードが紹介されています。

「あなたがガンになったら抗ガン剤を使いますか?」

「患者さんにはどうですか?」

結果は、271人中270人の医者が「自分には使わない」と答え、さらに271人全員が「患者さんには使う」と答えたのです。

私は船瀬氏から直接このエピソードを聞いたとき、強い怒り、憤りを覚えました。しかし、驚きはしませんでした。

私自身も医者になった当初、ガンの患者さんを何人も担当しました。その頃はほかになす術も知らず、治療に抗ガン剤を使わざるをえませんでしたが、結局は悪化していくケースばかりだったからです。

医者が自分には使いたくない抗ガン剤を患者さんには使う理由ははっきりしています。抗ガン剤は非常に高価で、抗ガン剤を出せば、病院も製薬会社も儲かるからです。

「奏効率《そうこうりつ》」という言葉があります。日本では、臨床試験で奏効率が2割であれば、抗ガン剤として認可されます。奏効率2割とは、「2割の患者が、4週間以上ガンの大きさが半分以下になる」ことで、4週間を1日でも過ぎれば、その後ガンが大暴れしても、奏効したとされます。つまり、8割の患者さんは「奏効」もせず、副作用だけが出るような薬でも、抗ガン剤として用いられているのです。

現在、年間に30数万人がガンで亡くなっていますが、その8割以上は、ガンではなく抗ガン剤で亡くなっています。抗ガン剤を使うと副作用が出る、とよく言いますが、正直副作用という表現では弱すぎます。抗ガン剤は、強烈な毒が出る恐ろしい毒薬と言って過言でないと思います。

ステロイドや抗生物質は、急性、救急の場合には必要な薬でしたが、抗ガン剤は、血液のガンなど、ごく一部のガンをのぞくと、百害あって一利なしです。

最近では分子標的薬（ガン細胞だけが持っている分子を攻撃する薬）や、副作用の少ない抗ガン剤も開発されていますが、本質的なリスクに変わりはありません。

ガン治療は、免疫力を強化し、ガンが大きくなる前に、手を打つのが大事です。

遺伝的要因もなくはありませんが、その前に、食事内容や生活習慣が大きく影響する、生活習慣病のひとつとしてとらえるべきだと私は思います。

ガン予防には、生野菜や果物、発酵食品から酵素をたっぷりと摂り、適度な運動をすることがいちばんです。たとえガンになっても、酵素の力で腸内環境を整え、免疫力を高めれば完治することは可能なのです。

「漢方薬」や「サプリメント」も過信は禁物

◎体によさそうなイメージに振り回されない

「漢方薬はどうなの？」

ここまで読んできて、こんな疑問をお持ちになった方もおられるでしょう。

本書で薬と言っているのは、主として「西洋医薬」のことですが、ここで簡単に

「漢方薬」についてもふれておきたいと思います。

結論から言えば、漢方薬もできるだけ飲まないようにしましょう。

西洋医薬に対しては警戒心を抱いて、できるだけ飲みたくないと思っていても、漢方薬には抵抗がないという人も多いようです。

漢方薬は植物、動物、鉱物などの生薬を原料としており、自然由来の成分であることから副作用がないと誤解されがちですが、そんなことはありません。

自然界にも毒物は無数に存在し、漢方薬にもそのような原料は用いられています。たとえば、猛毒として知られるトリカブトなどを原料としている漢方薬もあります。薬は基本的に「毒をもって毒を制する」ものであり、これは漢方薬でも同じです。

石油を原料としている西洋医薬に比べれば、極端に悪く作用するものは多くないのですが、煮詰めているので酵素は生きていませんし、体内の酵素を浪費してしまうことに変わりはありません。漢方薬は、薬効のあるものはそれなりに多いとは思いますが、すべては煎じ煮つめて抽出したものばかりであり、ここが問題なのです。いくら効果があっても野生の動物は漢方を口にしません。その理由は「酵素」が存在していないからです。漢方を人が一時的に飲むのは悪くはないでしょう。しかし長く飲むと必ず頭打ちになるのは「酵素力」がまったくないからです。

では、サプリメントはどうでしょうか。

昨今の健康志向の高まりもあって、サプリメントを飲む人が増えているようです。サプリメントと薬の大きな違いは、サプリメントの成分は生まれたときから体にある栄養素であり、薬の成分は生まれたときには体内に存在しない異物だという点です。

だからといって、サプリメントはどんどん飲んでいいというものではありません。栄養素は基本的に食品から摂るべきものであり、安易にサプリメントを飲むと、体に害をおよぼすこともありますので注意が必要です。

まず、石油由来の化学的に合成されたサプリメントは、薬同様に体にとっては異物でしかなく、健康になるどころか、体内の酵素を減らすだけです。酸化したサプリメントも問題外です。

また、天然由来のサプリメントであっても、長期間にわたって多量に摂取すると、アレルギー症状が出たり、病気を引き起こすこともあります。

サプリメントは、特定の成分が濃縮されているので、食品から摂る場合に比べて過剰摂取になりやすいのです。

また、ビタミン、ミネラル、ファイトケミカル、EPAやDHAといった脂肪酸など、体に必要な栄養素はいろいろありますが、これらは相互に補い合い、作用し合って、初めて有効に働くことができます。特定の成分を大量に摂ったからといって、健康になるわけではありません。

いろいろな成分を複合的に含んだサプリメントもありますが、体に必要な栄養素を網羅するのはとうてい不可能なことです。

栄養素をまんべんなく摂るには、生野菜や果物、発酵食品などの酵素食をはじめ、いろいろな食品をバランスよく食べることに尽きます。それがいちばんいい方法であり、それ以外の方法はありません。

私も、治療に補助的にサプリメントを使いますが、長年の治療経験からそれぞれの患者さんに効果的なものを、慎重に見きわめたうえでのことです。たとえサプリメントといえども、自己判断でみだりに常用するのはおすすめできません。

2章

なぜ、酵素が体に必要不可欠か

そもそも酵素とはいったい何なのか

◎病気になる原因は、この物質が握っていた

酵素は、動物、植物、昆虫、微生物にいたるまで、生きとし生けるものすべてに存在しています。すべての生命現象は、酵素の働きによって支えられているからです。

本章では、酵素とはいったい何なのか、体の中でどんな働きをしているのかについて詳しく見ていきます。

ここで覚えておいていただきたいのは、**酵素とは生命力そのものであり、私たちが健康で元気に過ごせるかどうかも酵素しだい**ということです。

体内の酵素を増やせば薬は必要ありません。

そもそも体の中で酵素がしっかりと働いていれば、病気になることもありません。

地球上に数百万種以上と言われる生物のなかで、薬を飲んでいるのは人間（と、人間に飼われている動物）だけです。

野生動物にも感染症などの病気はありますが、死因の大半は、怪我か、天敵に食べられるか、老衰によるものです。もちろん、生活習慣病なんて存在しません。

現代人が数万種類にもおよぶ病気にかかるのに対して、野生動物がほとんど病気にならないのはどうしてなのでしょうか。

それは、彼らが摂っている食物がすべて、酵素がふんだんに含まれた生のものだからです。

酵素は熱を加えるとその働きが失われてしまうので、加熱した食品ばかりを食べていると、食物に含まれている食物酵素を体内に摂り入れることができません。

それが生物の体にどのような影響をおよぼすかを示す、有名な実験があります。

20世紀前半、アメリカのフランシス・ポッテンジャー博士は、９００匹もの猫を使い、10年かけて実験を行ないました。

猫を二つのグループに分け、一方には生肉と生の牛乳を与え、もう一方には加熱した肉と加熱した牛乳を与えて、三世代にわたって観察したのです。

生食のグループは、子の世代も、孫の世代もずっと健康でした。これに対して、加熱食のグループでは、皮膚炎、心臓病、脳卒中、腎臓病、肺炎、歯周病、アレルギー、骨格の異常など、あらゆる病気が発症しました。しかも世代を重ねるほどにその発症率は高まったうえ、孫の世代では、子どもを生むことさえできなかったのです。

酵素栄養学の祖であるアメリカのエドワード・ハウエル博士は、1985年に発表した著書『Enzyme Nutrition（酵素栄養学）』の中で、酵素を「生命の光」と呼び、「人間が病気になる原因は酵素不足にある」ことを明らかにしました。

人間は食物を加熱して食べることを覚えた生き物です。ましてや、現代に暮らす私たちのまわりには、加工食品、インスタント食品、ジャンクフードなどがあふれ、食物から摂り入れる酵素の量は減っていくばかりです。

健康で長生きするカギは酵素が握っています。

生食や発酵食品の割合を増やし、酵素を食物から積極的に摂ることが病気を防ぐ一番の近道です。

生命活動はすべて、酵素ありき

◎消化・分解・代謝……こんなことまでコントロール

酵素は私たちの体の中でどんな仕事をしているのでしょうか。

炭水化物、タンパク質、脂質の三大栄養素に、ビタミン、ミネラル、食物繊維、そして、抗酸化物質であるファイトケミカルを加えて七大栄養素と言われます。これらは体の中でそれぞれに大切な働きをしていますが、なかでも三大栄養素は自動車にたとえればガソリンにあたります。

自動車がガソリンだけでは動かないように、私たちの体も栄養素を摂り入れただけでは活動することができません。

人間の体は約100兆個の細胞でできており、細胞1個あたり100万回の異なる化学反応を行なっています。この化学反応が積み重なって、脳や心臓、肺、胃、腸、目、手、足といった臓器や組織を動かし、ひとりの人間の生命活動が維持されているのです。

命あるかぎり、体じゅうで連続して起こっているこれらの化学反応は、その反応を仲立ちする「触媒」の力なしには成り立ちません。その触媒こそ酵素です。

触媒とはいったい何でしょうか。触媒とは、自身は変化することなく、化学反応をうながす物質のことです。角砂糖にマッチの火を近づけても燃えませんが、角砂糖の上にタバコの灰を置いて火を近づけると、角砂糖は燃え上がります。これはタバコの灰が触媒となり、燃焼という化学反応を起こした例です。

酵素栄養学の祖、エドワード・ハウエル博士は、酵素の本質を「タンパク質という殻に包まれた生命力のある触媒」と語っています。

酵素はタンパク質でできた殻の中にあり、そこにほかの物質をとらえて、分解や合成などの化学反応を起こします。

三大栄養素が車のガソリンなら、酵素はバッテリーのような存在です。バッテリー

酵素にはどんな役割があるのか？

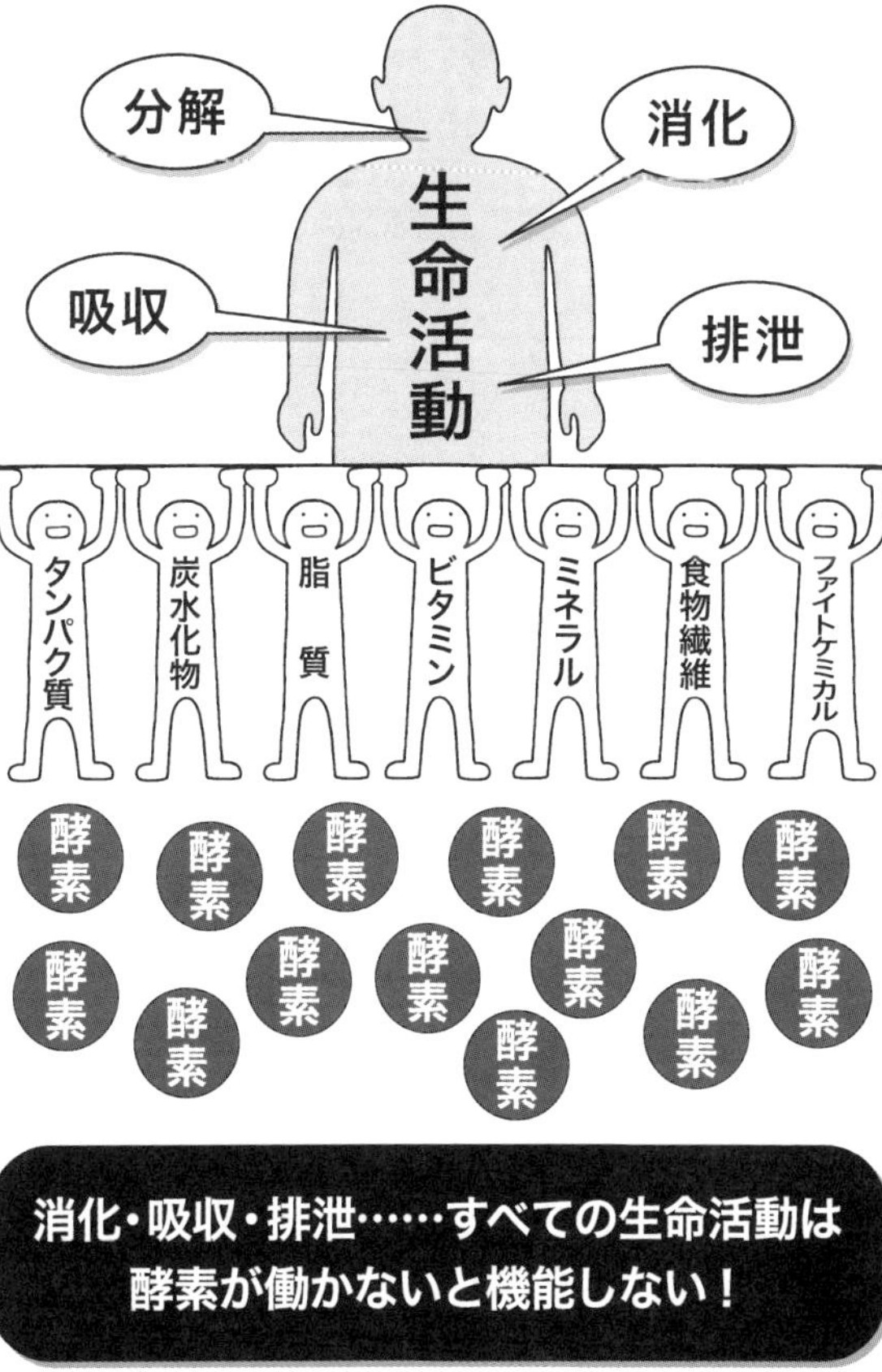

消化・吸収・排泄……すべての生命活動は酵素が働かないと機能しない！

に蓄えられた電気で、燃焼室のプラグから火花を飛ばすことができなければ、いくらガソリンが満タンでも車は動きません。

人間の体も、酵素の働きがなければ、いくら栄養素を摂り入れたところで、あくびひとつ、瞬きひとつできないのです。

◎体のメンテナンスにも、酵素が一役買っている

しかも酵素は、ただのバッテリーではありません。今、世界の自動車メーカーが次世代の車の開発にしのぎを削っていますが、わが酵素は、はるかにその上をいっています。

酵素は、私たちの体じゅうの組織や筋肉を〝自動運転〟してくれるだけでなく、傷ついたところを修復したり、古くなった細胞を新しい細胞に入れ替える〝自動メンテナンス〟まで一手に引き受けているからです。

病原菌や毒素から体を守る免疫力にも、体本来の力だけで怪我や病気を治す自然治

癒力にも、臓器や細胞の働きを調節するホルモンをつくるのにも、すべて酵素が関わっています。

酵素は、生野菜や果物、発酵食品など、熱を通していない生の食物に豊富に含まれています。これらの酵素食を毎日たっぷりと摂って、酵素というバッテリーのチャージをいつも十分に行なっておくことが病気にならない秘訣なのです。

体内の酵素は、どうすれば増やせるのか

◎「消化酵素」と「代謝酵素」とは

私たちの体の中で働いている酵素はいったい何種類くらいあると思いますか？

以前は、だいたい3000種類くらいだろうと考えられていました。研究が進んだ

現在は、2万種類を超えると言われています。

その2万種を超える酵素は、大きく「消化酵素」と「代謝酵素」に分けることができます。酵素栄養学の祖であるハウエル博士は、この二つの酵素を合わせて「潜在酵素」と呼んでいます。

「消化」とは、三大栄養素である炭水化物、タンパク質、脂肪を、消化管から吸収できる分子のレベルまで小さくすることです。

きちんと消化が行なわれないと、どんなに栄養価の高いものを食べても、その栄養素が利用されることはありません。それには消化酵素の働きが欠かせないのです。

一方、「代謝」とは、生きるために体内で行なわれるさまざまな化学反応のことです。腸で吸収された栄養素からエネルギーを取り出す。細胞や器官、骨や筋肉などを修復したり、古くなったものは交換する。免疫、ホルモン、神経などの働きやバランスを整える。これら、生きていくうえで大切な、ありとあらゆる生体活動が代謝であり、そのすべてが代謝酵素なしには成り立ちません。

「消化酵素」と「代謝酵素」はまったくの別物というわけではなく、言ってみれば、役割に与えられた名称です。「潜在酵素」は、必要に応じて、消化酵素と代謝酵素に振り分けられるからです。

◎酵素は、外から補うことも大切

「潜在酵素」は、年をとるにしたがって減少していきます。酵素は日々、体内でつくり出されていますが、一日でつくられる量は限られているため、一生のあいだにつくることのできる酵素の量も決まっていることになります。

呼吸や排泄から細胞の入れ替えまで、すべてに関わっている酵素の働きは免疫力や自然治癒力に直結しています。

健康に暮らしていくには、食物に含まれている「食物酵素」を摂り入れて、体の中の酵素をできるだけ減らさないように補っていく必要があります。

よく「外から摂ると、かえって体内の酵素が働かなくなるのでは?」と言う人もいますが、それは「ホルモン」の場合であり、酵素は外から摂れば摂るほど体にとって助かる存在です。

外から摂る酵素なので食物酵素を「体外酵素」とも言い、潜在酵素を「体内酵素」とも言います。

野菜や果物、肉や魚など、あらゆるものに食物酵素はありますが、48度以上に加熱すると食物酵素の働きは失われてしまうため、酵素を摂るには「生」で食べなくてはなりません。

体外酵素としては、食物酵素のほかに「腸内細菌の酵素」もあります。これは私が、体外酵素として分類することを提唱しているものです。

腸に棲む乳酸菌やビフィズス菌などの善玉菌は、我々が摂取した食物の一部を栄養源として、短鎖脂肪酸をはじめとする体に役立つさまざまな代謝物をつくっています。

それを可能にしているのが、腸内の善玉菌が持つ酵素であり、彼らの酵素をつくる能力は、人間の150倍以上と考えられています。

免疫力や自然治癒力を高めて、薬のいらない体をつくるには、酵素がたっぷりで、腸内の善玉菌の栄養源にもなる生野菜や果物をしっかりと摂りましょう。

酵素にはいろいろな種類がある

● 酵素の種類

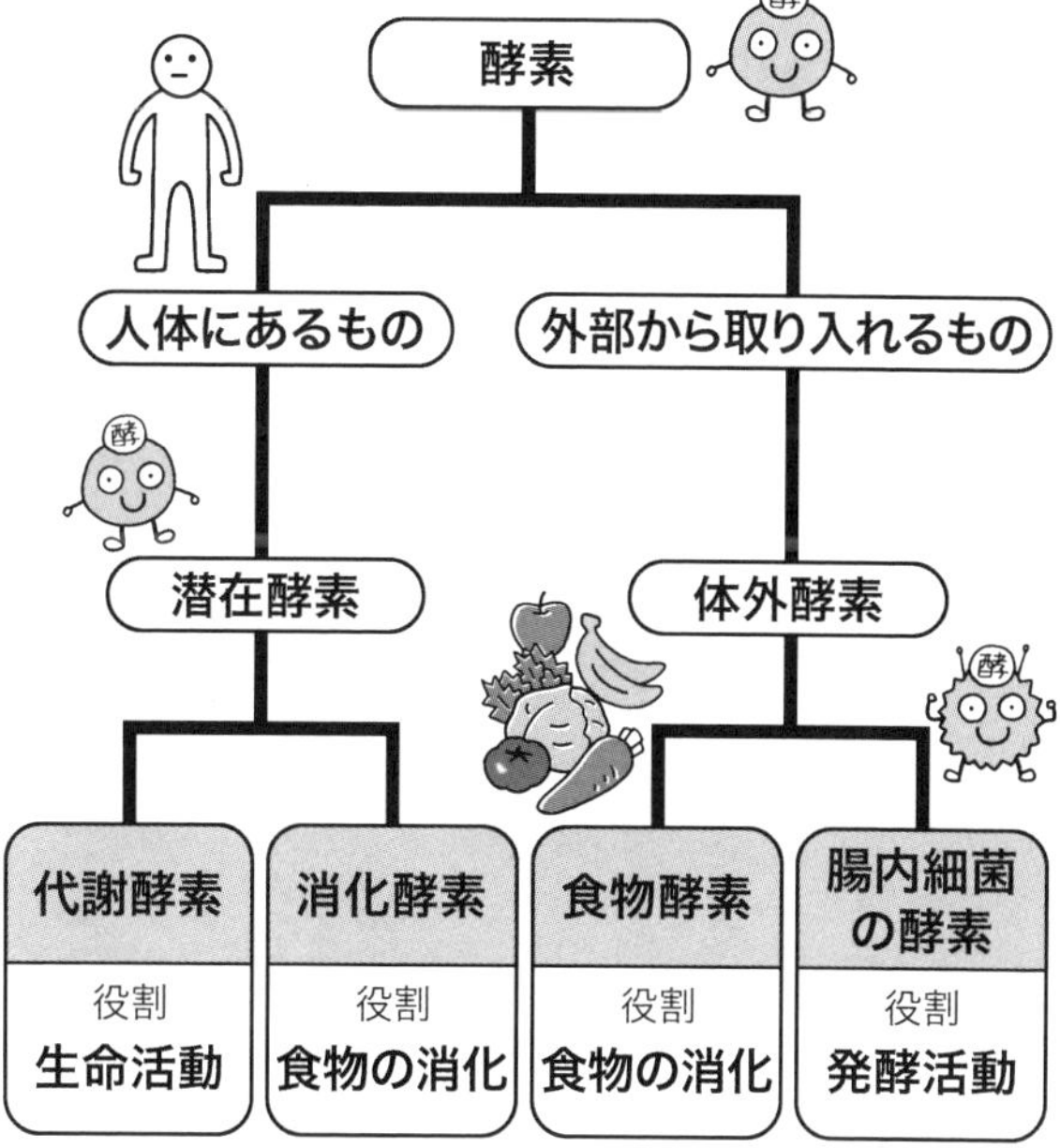

体内にある潜在酵素が不足しないよう、
食べ物から生きた酵素をたっぷり補給する。

酵素が力を発揮するための条件とは

◎効果大の環境、効果ゼロの環境

酵素は大部分がタンパク質でできていますので、熱やpH（ペーハー＝酸性、アルカリ性の度合い）によって構造が変わってしまいます。

そのため、私たちが栄養源として摂り入れる食物も、生のものにしか生きた酵素は含まれていません。火を通した加熱食では、食物に含まれる酵素が働きを失ってしまうからです。

酵素の活性がもっとも高まる「最適温度」は44～50度くらいです。人間の体内では、体温38～40度で、いちばん働きが高まります。病気のときに熱が出るのは、酵素を活性化させることによって早く治そうとする体の自然な反応です。

酵素は「温度」に大きな影響を受ける

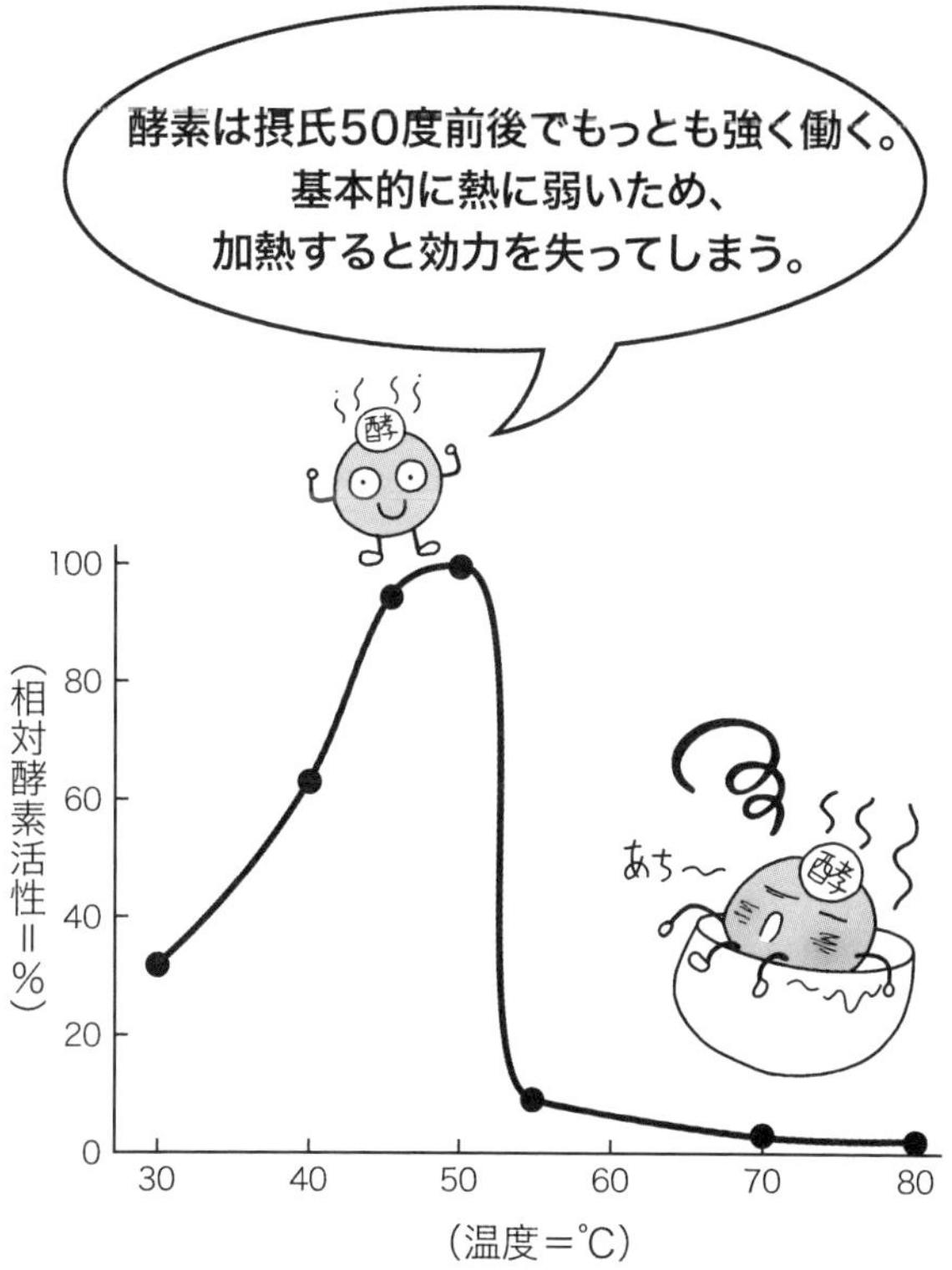

出典：『健康の決め手は「酵素」にあった』（鶴見隆史著、河出書房新社刊）

体がみずから治ろうとしているときに、薬を使って無理に熱を下げてしまうと、せっかくの自然治癒力が働かなくなり、反対に病気の治りは遅くなってしまいます。

温度と同じように、酵素には「最適ｐＨ」があります。ｐＨは0～14の数値で表わされ、中性が7、数値がそれより小さいと酸性、大きいとアルカリ性です。強い酸性や、強いアルカリ性にさらされると変性（構造が変わること）が起こるので、多くの酵素はｐＨ７付近に最適ｐＨを持っています。

種類にもよりますが、酵素の大きさはだいたい5～20ナノメートルくらいです。1ナノメートルは１ミリの１００万分の１なので、顕微鏡でも見えません。

酵素はつねに動き続けていて、１マイクロ（１００万分の１）秒ごとに「分子のダンス」と呼ばれる衝突を繰り返し、化学反応をうながします。

ひとつの酵素は1分間に平均３６００万個もの分子を合成または分解し、なかには1分間に4億回の化学反応を起こす酵素もあります。

酵素は、温度やｐＨなど体内の環境が変わると、働きが高まったり、働けなくなったりします。

単なる触媒（化学反応を仲介する物質）ではなく生命体と言うべきで、同じ体に働きかける物質にしても、純粋な化学物質である薬剤とは根本的に異なっているのです。

薬と酵素を分ける決定的な2つのポイント

◎必要なときに、必要な分だけ働くすぐれもの

酵素の働き方には、二つの大きな特徴があります。

そのひとつが「働きかける対象が決まっていること」です。

ある酵素が仲立ちする化学反応は一種類のみ、つまり、酵素は仕事のかけもちができません。

たとえば、消化酵素アミラーゼが分解できるのはデンプン（炭水化物）だけです。

タンパク質や脂肪は分解できません。

タンパク質の分解にはプロテアーゼ、脂肪の分解にはリパーゼという、それぞれの分解を専門に行なう消化酵素が存在します。

酵素の作用を受ける物質と酵素の関係性は、よくカギとカギ穴にたとえられます。カギがカギ穴にぴたりと合ったときだけ、特定の化学反応が起こるのです。

薬は、酵素の作用を受ける物質に非常によく似た化学構造をもっており、言ってみれば〝酵素をだまして〟結合し、酵素の働きを邪魔することによって作用します。

酵素に仕事のかけもちができないということが、体を健康に保つためにはとても重要です。この仕組みのおかげで、分解すべきでない分子を分解したり、合成すべきでない物質を合成したりという間違いが起こらないからです。

酵素の働き方のもうひとつの特徴は、「必要に応じた分泌」というものです。必要な酵素が必要なだけつくられる仕組みのことで、酵素の節約にも一役買っています。

消化酵素の場合は、体内に摂り入れられた食物の種類に応じて、酵素の種類や量が調整されたうえで分泌されます。これはホルモンをつくる酵素でも、その他の代謝作用に働く酵素でも同じです。

この「かけもちできない性質」と「必要に応じた分泌」という二つの特徴が、酵素と薬の決定的な違いをもたらしています。

たとえば抗生物質は、病気の細胞も、健康な細胞も、無差別に攻撃します。頭痛薬は、痛みのある頭部だけでなく全身に作用します。さらに薬では、効きすぎたり、効かなかったりということもあります。このようなことが、酵素では絶対に起こりようがないのです。

すなわち、薬には必ずある「副作用」が（当然のことですが）酵素にはいっさいありません。

病気を治す。体の調子を整える。そのためにできる、安心で、確実で、もっとも効果の高い方法は、酵素の働きを高めることです。

人間の体は、限りある潜在酵素を浪費しないように、また、必要なところではきちんと酵素が働けるように、絶妙なバランスの上に成り立っています。

むやみに薬を飲むことは、体の生化学的なバランスを乱し、酵素を無駄遣いして、結局は健康を損ねることになってしまうのです。

眠っているうちに、酵素はつくられる

◎40代からは、体内酵素の量を考えよう

徹夜をすると、頭が働かなくなったり、体がだるくなったりしますね。

これは頭や体を働かせるバッテリーである酵素が不足してくるためです。

酵素は眠っているあいだにつくられるので、バッテリー切れのような状態になってしまうわけです。

つくられている場所は細胞の中です。肝臓で働く酵素は肝細胞で、消化酵素は消化

器官の細胞内でというように、基本的には、それぞれの臓器や細胞で、そこで働く酵素がつくられます。

どの酵素をつくるかは細胞核内のＤＮＡが決めます。多くは不活性の状態（働きを封じ込められた状態）でつくられ、必要に応じて活性化されます。

胃の粘膜から分泌される不活性状態のペプシノーゲンは、食事をして胃酸が分泌されると、ペプシンというタンパク質分解酵素に変わります。これが先に述べた「必要に応じた分泌」で、必要なときに、必要なだけの酵素が仕事をするのです。

酵素にも寿命があります。タンパク質や炭水化物などの物質と、くっついたり離れたりを繰り返しているうちに、カギ穴がつぶれてしまったら、お役御免となります。

短いもので数時間、長くても数十日でその使命を終え、分解されて新しい酵素をつくる原料になるか、排泄されます。

その一方で、絶えず新しい酵素がつくられているわけですが、**酵素をつくる能力は年をとるごとに少しずつ衰えていきます。**20歳頃をピークとして、40代に入ると体内酵素の量は大きく減り始めるのです。

年齢とともに、体が老化したり、病気になりやすくなるのは、食物を消化したり、体を動かしたり、脳からの指令を体の各部に伝えたり、新陳代謝を行なったりといった、生命活動のすべてを支えている体内酵素が減ってしまうのが大きな要因です。

生野菜、果物、発酵食品などの酵素食でたっぷりと食物酵素を摂り入れましょう。体内酵素をしっかり補う食生活を心がけていれば、いつまでも若々しく、健康で、病気知らず、薬いらずの人生を送ることができるのです。

ビタミン・ミネラルはアシスタント係

◎酵素はさまざまな栄養素の基盤になる

「美容・健康には、ビタミン・ミネラル！」

これはもう、合言葉のようなものですね。

ビタミンCは免疫力を高めるとか、亜鉛は男性機能を強化するなど、その効能を、すぐにいくつかあげられる人もいるでしょう。

じつは**ビタミンやミネラルが体の中で仕事をするときには、つねに酵素と一緒になって働いています。**ビタミンやミネラルは「補因子」といって、酵素の働きをサポートするのがその役割であり、酵素のアシスタント的な存在なのです。

肝心の酵素が不足していたり、働きが弱まっていたりすれば、どんなにビタミンやミネラルを摂っても、健康にも、美容にも効果はないのです。

◎これからは、「酵素」により注目すべき

補因子のうち、ビタミンを「補酵素」、ミネラルを「補助因子」と呼びます。

補酵素を英語でコエンザイム（coenzyme）と言いますが、これは酵素＝エンザイム（enzyme）を補佐する物質ということです。健康維持、若返り、美容に効果があ

るとして話題になった「コエンザイムQ10」も補酵素の一種です。

以前はミネラルも補酵素とされていましたが、現在では補助因子とされています。酵素はタンパク質でできており、タンパク質だけで働く酵素もありますが、ほとんどの酵素は補因子と結びついて仕事をしています。

健康に欠かせない栄養素として、近年ようやく注目を浴びるようになった酵素ですが、ビタミン、ミネラルに比べると、やはりまだまだ多くの方に知っていただいているとは言えません。

栄養素としても、ビタミン、ミネラルが、炭水化物、タンパク質、脂肪の三大栄養素に次ぐものとして、合わせて五大栄養素に数えられているのに対して、酵素は、食物繊維、ファイトケミカル、水に次ぐ九番目の栄養素にあまんじています。

これは、酵素に現在でも解明されていない謎の部分が多く、その働き、性質、重要性が、ごく最近まで十分に理解されていなかったがゆえの逆転現象と言えます。

酵素研究がさらに発展し、医療へ応用する研究がもっと進んでいけば、現在の、薬頼みの対症療法的な医学が根底からくつがえされる日が必ず来ると、確信しています。

一生分の酵素の量は、決まっている

◎「白髪」になってしまうのも、これが原因

酵素は毎日つくられていますが、一生のあいだに一定の量しかつくることができません。

酵素をつくる能力には個人差があり、生まれつきその能力が高い人もいれば、そうでない人もいます。

人それぞれ、一生のあいだにつくられる酵素の総量は決まっており、これを指してハウエル博士は「潜在酵素」と呼んだのです。

生まれたばかりの赤ちゃんには、高齢者の数百倍もの酵素が存在すると言われます。

生まれたときに与えられた一生分の酵素量を、日々の生活のなかで使い続け、やがて

使い果たして死んでいくのが私たちの人生とも言えます。

体内の酵素量は年をとるにつれてしだいに減っていき、その働きも衰えていきます。ドイツで１２００人を調べたところ、高齢者は消化酵素であるアミラーゼの仕事量が若者の半分しかなかったという報告もあります。

◎限られた「酵素」を大切に使っていこう

健康と寿命のカギを握っている大事な酵素ですから、使われるときには優先順位があります。酵素の総量が減ってくると、生きていくにはそれほど必要でない部分は後回しにされるのです。

髪の毛を黒くしているのはチロシナーゼという酵素ですが、年をとって体内の酵素が減ってくると、チロシナーゼの分として使われる酵素は少なくなり、白髪が目立つようになるのです。

白髪はロマンスグレーなどとも言われ、むしろモテる要素にもなりえますし、気になるなら染めることもできますが、心臓や肺を動かす酵素が足りなくなると命に関わります。そのため、髪の色はまっ先に見捨てられるわけです。

ところで、人間の潜在酵素の量は、いったいどのくらいあるのでしょうか。

おそらく150歳分くらいあるのではないかと私は考えています。しかしこれは、あくまで酵素を無駄遣いしなければの話です。

ところが、現代人の生活には、焼き肉やラーメンなどの加熱食、ファストフード、スナック菓子、インスタント食品といった食生活の乱れをはじめ、喫煙や飲酒、ストレスなど、酵素を浪費する要因があふれています。

そして、元気になりたくて飲んでいるはずの薬も、酵素を大きく減らします。

酵素の無駄遣いが多い生活を送るか、酵素を節約し、食物酵素をしっかりと補給する生活を送るかで、健康や寿命には大きな差がつきます。

飲む必要のない薬は飲まない。酵素を無駄遣いしないためには、非常に大切なことのひとつです。

肝臓にある酵素が「解毒作業」をしている

◎疲れやすい人、疲れにくい人の分かれ目

体に入った薬はまず肝臓に送られます。

肝臓はもっともタフな臓器と言われます。その肝臓にとっても、薬は〝招かれざる客〟です。

「人体最大の化学工場」の異名を持つ肝臓には、糖やタンパク質、脂質、ホルモンなどを代謝したり、ビタミンやミネラルをためておいたり、消化を助ける胆汁酸をつくったりと、さまざまな働きがあります。

その肝臓が行なっている大事な仕事のひとつが解毒です。

肝臓での解毒には、50～100種類の酵素が使われます。この酵素のグループはシ

トクロムP450（Cytochrome P450）、略してCYP（シップ）と呼ばれ、いわば毒物処理を専門とする精鋭部隊です。

CYPは体内に入ってきた有害物質や、体内で不要となった物質を処理し、水に溶ける形に変えて、尿や便として排出させます。

アルコール分解酵素の手に負えない量のお酒が入ってきたときも、このCYPが緊急出動して処理します。

CYPはほかに食品添加物なども処理しています。

◎無理がきく人は、タフな酵素を持っている

このCYPが対応しているのが、ほかならぬ薬です。私たちの体は薬を毒物として処理しているのです。**CYPは「薬物代謝酵素」とも呼ばれます。**

CYPの処理能力は個人差が大きく、その働きが強い人は、多少無理をしたところでビクともしません。

みなさんのまわりにも、暴飲暴食や徹夜など、あんなに乱れた生活をしていながら、なぜあれほどタフなのかと、首をひねりたくなる人がいませんか。

このような人は、妊娠中に母親が生野菜や果物から食物酵素をしっかりと摂っていたと考えられます。

CYPでも分解しきれなかった毒物は、「抱合反応」といって、ほかの物質で包み込み、水に溶ける状態にして尿として体外に出されます。これも酵素の働きによるものです。

肝臓が薬を毒物として処理するのは、薬が人体には存在しないはずの純粋な化学物質であり、体にとっては異物でしかないからです。

薬が効くのは、解毒しきれなかった分が血液に乗って全身に運ばれた後のことです。つまり、**よく効く薬ほどCYPや抱合反応でめいっぱい酵素を浪費させ、肝臓をへとへとに疲れさせるのです。**

薬を常用すれば、肝臓への負担はなおさら大きなものとなって、肝機能障害を起こしたり、肝硬変や肝ガンへといたる危険性もあります。

また、これらの解毒作用には活性酸素の発生がついてまわるので、その活性酸素を退治するために、さらに酵素が使われます。

このように、薬を飲むという行為は、二重三重に体内の酵素を減らしていきます。

それが酵素の不足をまねき、自然に治ろうとする力が体から奪われて、よけいに病気をこじらせることになってしまうのです。

消化酵素の節約が、「健康で長生き」の秘訣

◎なぜ病気のときに食欲がなくなるのか？

「しっかり栄養をつけて早くよくなってね」

「無理してでも食べないと元気になれないよ」

病気のときにはこうした会話がかわされがちですね。

じつは、具合が悪くて食欲がない場合は、食べなくていいのです。

水分補給だけはちゃんとして、食べられそうなら、消化がよく、酵素やビタミン、ミネラルなどが豊富な野菜や果物を摂りましょう。すりおろしたり、ジュースにするのもおすすめです。

病気のときにものが食べられなくなるのは、ふだんは消化に使われている酵素も代謝にまわして回復力を高めようという、体に本来的にそなわっている仕組みが働くからです。

4章で詳しくお話しする「ナチュラル・ハイジーン」という健康理論を日本に紹介した松田麻美子さんは、「一日三食を消化するエネルギーは、フルマラソンにも匹敵する」と表現しています。

消化とは、それほどのエネルギーを必要とする作業であり、体にとっても大きな負担がかかるうえ、大量の酵素が使われます。

一日あたりの酵素量には限りがあり、消化に多くの酵素が消費されれば、代謝に使われる酵素は減ります。

エンゲル係数という言葉をお聞きになったことがあると思います。家計の支出に占める食費の割合のことで、一般にエンゲル係数が高いほど、生活のレベルは低いとされます。

体内酵素の割合もこれと似たところがあり、消化に使われる酵素が多いほど健康の度合いは下がります。つまり、消化酵素の割合が小さいほうが健康な状態ということです。

消化酵素は全部で24種類ですが、体内には2万種類を超える酵素があると言われています。24種類の消化酵素に膨大な酵素がまわされてしまうと、残り2万種類ある酵素の仕事はそれだけはかどらなくなります。

一日、二日ならともかく、代謝酵素が不足する日が何日も続けば、それが病気の引き金にならないともかぎりません。

消化酵素の割合を小さくして、代謝酵素がとどこおりなく仕事ができるようにするには、まずは食べすぎないこと。そして、生野菜、果物、発酵食品などの酵素食を食事の柱にすることです。

これらの酵素食は、自身に含まれている酵素で自らを「事前消化」するので、胃腸の負担を減らし、消化酵素を節約することができます。また、摂り入れた食物酵素は体内酵素を活性化し、その働きを助けます。

◎長寿のペンギンたちの食習慣とは

消化酵素の節約が、健康と長寿にいかに大切かを示すエピソードがあります。

「長崎ペンギン水族館」の人気者だったオスのペンギン、ぎん吉は、２００２年に死ぬまで、その飼育期間は39年9カ月と15日におよびました。もちろん世界最長記録であり、ペンギンの平均寿命が約20年であることから、人間で言えば１５０歳にも相当するウルトラ級の大往生です。

この水族館のペンギンたちはそろって長生きで、２０１２年に死んだぎん吉の娘、ぺぺも34年10カ月という長寿を全うしました。

ペンギンたちが、なぜこれほど長生きできたか、おわかりですか？　彼らのエサは、アジやイワシなどの小魚で特別なものではないそうです。

秘密はペンギンたちの食習慣にありました。彼らには週に一度、エサがもらえない日が設けられていたのです。ペンギンたちの長寿は、定期的に胃や腸を休ませ、酵素を節約することによってもたらされていたわけです。

酵素を大量に消費してしまうと、病気になる

◎ストレスやジャンクフードは体の敵

私たちの日常には、酵素を莫大に浪費する要因があふれています。

心と体に、これでもかと言わんばかりにストレスをかけ続けるのが現代に暮らす私

たちの生活です。

ストレスは、活性酸素の発生やストレスホルモンの増加といったさまざまな悪影響を体におよぼし、それらに対処するために膨大な酵素が使われます。

喫煙や大量の飲酒、夜更かしや徹夜、昼夜逆転生活に運動不足など、生活の乱れも酵素の浪費に拍車をかけることになります。

そして、なにより食事です。ファストフード、インスタント食品、スナック菓子といった、食品添加物や体に悪い油だらけのうえ、栄養価も低い食品。焼き肉、揚げもの、ラーメンといった酵素のない加熱食。

こうした食べ物を好んで食べるばかりか、食べすぎたり、深夜に食べたりと、食生活、食習慣が乱れているというより、もはや崩壊していると言ってもいいくらいです。

このような食生活は、消化不良や腸内環境の悪化をもたらし、ただでさえ大仕事である消化作業をさらにやっかいなものにして、莫大な消化酵素を浪費します。

これでは酵素がいくらあっても足りるはずがありません。やがては生活習慣病をはじめ、深刻な病気になってしまうのは目に見えています。

◎酵素が、私たちの寿命を左右する

ワシントン大学の外科医グループによる実験は、酵素の浪費がいかに恐ろしいかを教えてくれます。

数匹の犬のすい臓に管をつけ、すい液を体外に流出させる実験を行なったところ、ふだんと変わらぬエサが与えられていたにもかかわらず、すべての犬が一週間以内に死んでしまいました。ネズミでも同様の実験を行ないましたが、やはり一週間以上生きたネズミはいませんでした。

すい液はすい臓でつくられて十二指腸に分泌される消化液で、三大栄養素すべてを分解できるだけのさまざまな消化酵素を含んでいます。

すい液を抜き取られるのは、酵素を直接汲《く》み出されるのと同じことです。そして、不足する消化酵素を補うために体じゅうの酵素が消化作業にまわされた結果、体内の酵素があっというまに底をついてしまったのです。

この実験は、酵素を無駄遣いする私たちの生活スタイル、とくに乱れた食生活がいかに恐ろしいかを教えてくれます。

消化酵素の浪費は、代謝酵素の不足をもたらし、その仕事をとどこおらせて、確実に健康を損なっていきます。

すい液と同じく十二指腸に分泌され、脂肪の消化・吸収を助ける胆汁は、どんなに体から汲み出しても命には別状のないことが、動物実験で確かめられています。

胆汁には酵素がまったく含まれておらず、いくら流れ出ても体内の酵素が減ることはなかったからです。

私たちは文字どおり、酵素なしでは生きられません。

ここに紹介した実験のように、酵素を失うことは、すなわち命を失うことです。

体の中にどれだけの酵素があり、どれだけ活発に働いてくれるか、それが私たちの健康、寿命を決めています。

だからこそ、酵素を減らさない生活習慣と、酵素を増やす生野菜、果物、発酵食品を中心にした食事が、なによりも大切になってくるのです。

3章

自然治癒力を高める、いい食習慣

腸を元気にすれば、免疫力は高まる

◎いつも有害物質と闘っている体の守護神

「毎日をハツラツと、元気に、健康に暮らしていきたい！」

そう願わない人はいないでしょう。

薬のいらない、病気にならない体をつくるには、免疫力を高めることです。

では、免疫力を高めるためには、いったいどうすればいいのでしょうか。

それは、腸を健康にすることです。

「将を射んと欲すればまず馬を射よ」ということわざがありますが、**体を元気にしたいなら、まず腸を元気にすればいいのです。**

腸は一般に考えられているよりも、はるかに重要な臓器です。

その仕事は、消化・吸収・排泄だけにとどまりません。

近年、免疫機能の8割が腸にあることが明らかになってきました。

免疫細胞の一種であるリンパ球は、70パーセントが小腸に、10パーセントが大腸に存在しています。

また、ガン細胞にだけ働く「腫瘍免疫」も80パーセントが小腸にあります。

このように腸の守りががっちりと固められている理由は、消化管が〝体の中にあるけれど、体の外にむき出しになっているのと同じ〟だからです。

人間はちくわのようなものです。ちくわの中が消化管と思うと消化管が外部であることがよくわかります。食物の通り道である口から、食道、胃、小腸、大腸、肛門までは、一本の長い管と考えることができるのです。

肌が外界と触れあっているように、消化管は常に食物や、一緒に入ってくる細菌、ウイルスなどにさらされています。

腸の免疫システムは、これらの異物、病原菌、有害な物質を体に摂り込まないように発達したのです。だからこそ80％もの免疫があります。

◎腸のために「生食」を心がける

これら「腸管免疫」の中心である小腸は、長さが約6メートルもあり、その粘膜の面積はテニスコートの約1・5倍にもなります。

体内の各器官のルーツは腸にあり、肝臓、腎臓、すい臓といった臓器だけでなく、脳さえも腸から発生してできたものです。

「腸は神経の網タイツをはいている」とも形容され、脊髄《せきずい》に引けをとらないほどの神経細胞があり、「第二の脳」とも言われます。

腸は人体最大の免疫器官であると同時に、最大のホルモン産生器官でもあります。

その働きを高めることが、体全体の免疫力を上げ、病気をよせつけない体をつくることにつながります。

それには、酵素をはじめとして、ビタミンやミネラル、食物繊維など、腸の状態を整え、腸を元気にする栄養素がたっぷりと含まれた、生野菜や果物をしっかりと摂ることが大切です。

「腸を元気にせんと欲すれば生食をせよ」です。

作家の山口瞳氏が「人間は、しょせん一本の管《くだ》である」と言っていますが、なるほど、私たちの病気も健康も、その「一本の管」しだいなのです。

腸内細菌は、健康を支える強力なパートナー

◎この状態をよくすることを考えるべき

人はひとりでは生きていけません。ひとりで生きているつもりでも、必ず誰かに助けられ、また、誰かの助けとなって、支え合って生きています。

ふだん意識することはないものの、私たちのもっとも身近にあって、いつも私たち

の健康を支えてくれている存在があります。

いいえ、奥さんや旦那さんといったパートナーではありません。それも大正解ですが、ここで紹介したいのは、ある意味でもっと〝身近〟な存在です。

それは私たちの腸の中に棲んでいる細菌です。

腸内細菌は人間と助け合って生きている微生物です。彼らは宿主である私たちが摂り込んだ食物の一部を主な栄養源としているかわりに、消化や代謝を手伝ってくれているのです。

その働きの重要性から、**腸内細菌は「第三の臓器」と呼ばれることもあります。**

大半は回腸（小腸の大腸寄りの部分）と大腸に棲んでいて、「腸内フローラ」と呼ばれる花畑のような集団を形づくっています。

その総数は400種400兆個とも、1000種1000兆個とも言われ、人間の体細胞50兆～80兆個をはるかにしのぎます。重さにして1～1・5キログラム、これは肝臓とほぼ同じです。

腸内細菌は、乳酸菌やビフィズス菌などの「善玉菌」、大腸菌、ウェルシュ菌などの「悪玉菌」、どちらか勢いのありそうなほうに味方する「日和見菌」の三つに分類できます。

善玉菌は、病原菌をやっつける、有害物質や発ガン物質の分解・排泄、腸内pHの調整、腸のぜん動運動をうながす、さらにはビタミンやホルモンをつくったり、酵素の働きを高めるなど、数えきれないほどの仕事をしています。

悪玉菌は、発ガン性物質や毒素などの有害物質をつくり出し、腸内を腐敗させます。これら有害物質が腸から吸収されると、血液を汚して、高血圧や動脈硬化、肝機能障害、アレルギーなど、あらゆる病気の原因となるうえ、体を老化させます。

一方で、体内に侵入したコレラ菌や赤痢菌を撃退するなど悪玉菌にしかできない仕事もあるので、単純に悪玉菌をゼロにしてしまえばいいということではありません。

◎善玉菌の栄養源は、食物繊維

腸内細菌のバランスは私たちの健康に大きく影響しており、善玉菌が3、悪玉菌が

1、日和見菌が6という割合が理想とされています。

善玉菌と悪玉菌の割合は、私たちの食生活に直接左右されます。

消化の悪いものを食べ続けたり、食べすぎを繰り返したりしていると、悪玉菌が増加し、免疫力が弱まって、病気にかかりやすくなったり、自然治癒力が低下したりします。

薬は酵素の働きを邪魔して腸を荒らします。

なかでも抗生物質は、病気の原因となる細菌だけでなく、腸内の善玉菌まで殺してしまうため、これほど腸のダメージになる薬もありません。飲み続けると体調はどんどん悪化していき、新たな病気まで引き起こします。

善玉菌の栄養源は食物繊維ですので、食物繊維の豊富な食物をたくさん摂るようにしましょう。

免疫力も自然治癒力も高まり、薬いらずの体でいることができます。

食物繊維は酵素食としておすすめしている野菜や果物にたっぷり含まれています。

体の根本から元気にしてくれる「酵素食」

◎生きた食べ物に勝る薬はない

薬は症状だけに目を向けた対症療法でしかありません。

薬を使えば、病気によって起きている、発熱、痛み、せき、下痢などの症状は一時的にはやわらぐかもしれません。

しかし、これらの症状は、ウイルスや細菌などの病原体を撃退しようとする体の防御反応であり、症状を無理におさえ込むことで、かえって病気が長引いたり、悪化することもあります。

これに対して酵素は、気になる症状や病気の原因を取り除き、体を根本から治し、元気にしてくれます。

では、「体の根本」とは何でしょうか。それは「腸」だと私は考えています。

◎キャベツの酵素で、アレルギー反応が消えた！

子どもの頃の私は、小児ぜんそくに苦しんでいました。そんな私をたいそう心配してくれていた祖母が、「ぜんそくにはキャベツが効く」とラジオで聞いて以来、毎日キャベツの千切りをたっぷりと出してくれるようになりました。

するとまもなく、私のぜんそくはぴたっと鳴りをひそめたのです。

小児ぜんそくの多くはアレルギー反応の一種であり、**アレルギーは腸内の腐敗によって起こります。**キャベツの千切りによってぜんそくがおさまったのは、酵素、食物繊維、ビタミンなどが豊富なキャベツを山ほど食べ続けた結果、腸内環境が改善されたからでしょう。

ところが、高校生のとき、そのぜんそくがぶり返しました。

当時の私は、①マーガリンを塗ったトースト、②肉入りのインスタントラーメン、

③チョコレートなどの甘いもの、を好んで食べていました。
①にはトランス脂肪酸、②には動物性タンパク質と添加物、③には砂糖がたっぷりと含まれています。のちほど詳しく述べますが、これらは腸内を腐敗させてアレルギーや病気を引き起こす代表的な成分です。
ぜんそくの発作は決まってこれらを食べたあとに起こったのです。

私はこの経験から、「医食同源」という言葉の意味を、身をもって学びました。

このことが「酵素の力で腸を元気にし、体を元気にする」を柱に、予防医学と根本療法に取り組んでいる現在の私に、自信と確信を与えてくれています。

◎血液も細胞も、腸が元気でないと活性化しない

私たちの体にある100兆個の細胞は、すべて腸から吸収された栄養素によってつくられています。悪い食事によって悪玉菌が増えたり、腸が炎症を起こしたりすると、毒素や未消化物が吸収されて血液が汚れます。汚れた血液は細胞や組織を傷つけ、弱

らせて、やがて病気を引き起こします。

人間の体を植物にたとえると、腸は根のような存在です。大地にしっかりと根を張っていなくては、その植物は育つどころか、立っていることさえできません。

また、植物がすくすくと育っていくためには、根を下ろした土壌が良質な水分と養分をたたえていなくてはなりません。その土壌にあたるものこそ食物です。

根が腐っていたり、土がやせていたり、汚染されたりしていたら、植物は弱り、やがて枯れてしまいます。人間も同じで、よくないものを食べていると病気になり、食べものがよくて腸が元気なら健康でいられます。

腸、血液、細胞は三位一体であり、その根本となるのが腸です。

腸という根にとっての豊かな大地とは、酵素がたっぷり、体に必要な栄養素もたっぷりの生野菜、果物、発酵食品などの食物です。

あなたの体を細胞の一つひとつから元気にしてくれるのが、これらの「酵素食」なのです。

食物繊維は、「食べる万能薬」

◎新陳代謝を高めて毒素も出してくれる

食物繊維が体にいいということはご存じですね。

なかでも「便秘解消に効果がある」というのはよく知られています。しかし、それ以外の働きをあげることができる方は案外少ないのではないでしょうか。

たしかに、便秘解消も大切な効能には間違いないのですが、食物繊維の実力はそんなものではありません。**生活習慣病やガンをはじめ、さまざまな病気に予防・治療効果があり、「食べる万能薬」とでも呼びたいほどすぐれた栄養素なのです。**

食物繊維は炭水化物の仲間です。かつては「食物の残りカス」扱いでしたが、今では、第六の栄養素としてその重要性が認められています。

食物繊維は水に溶けるか溶けないかによって、水溶性と不溶性に分けられます。

水溶性食物繊維は、キャベツや大根などの野菜、リンゴやミカンなどの果物、コンブやワカメなどの海藻類に豊富です。最近はこちらのほうが不溶性より注目されているのは、より生活習慣病に強いからのようです。

一方、不溶性食物繊維は、ゴボウや大根、ブロッコリーなどの野菜、エノキ、シイタケなどのキノコ類、サツマイモ、里イモなどのイモ類、小麦ふすまやトウモロコシなどの穀類、大豆やインゲン豆などの豆類に多く含まれています。これはこれで便出し効果は水溶性を上回ります。

◎繊維で、体にいいことが次々起こる！

水溶性食物繊維は、水に溶けるとネバネバしたゼリー状になり、コレステロールからつくられる胆汁酸や、コレステロールそのものを吸い取って、便として体外に出します。これによって血液中のコレステロールの量が増えすぎることはなくなり、高脂血症や動脈硬化が予防・改善されることになります。

コレステロールを薬によって人工的に減らすのはたいへん危険な行為です。**食物繊維は体に無理なくコレステロールの量を調整してくれるのです。**

ナトリウムも体外に排出してくれるので、高血圧の予防にも役立ちます。

これらはすべて血流の改善につながります。血のめぐりがよくなれば新陳代謝も活発になり、病気に対する抵抗力も高まります。

さらに、水溶性食物繊維は糖分の吸収をゆるやかにし、血糖値が急に上がるのを防いで、糖尿病の予防・改善にも効果があります。

糖尿病のインスリン注射薬は急にやめられない薬のひとつです。

体内でインスリンがつくれないⅠ型糖尿病はインスリン治療が必要ですが、Ⅱ型については、食生活の見直しと運動習慣を身につけることにより、薬と縁を切って健康を取り戻すことができます。食物繊維はその大きな助けとなってくれます。

不溶性の食物繊維は、水分を吸収すると数倍から数十倍にも膨れ上がり、腸壁を刺激して、ぜん動運動を活発にします。これが便秘解消効果をもたらします。

また、**不溶性食物繊維は、悪玉菌がつくり出したものや、食物と一緒に取り込まれた化学物質や重金属など、有害物質や発ガン物質を体の外に出してくれます。**

便がたくさん出るようになり、腸内がきれいにそうじされるので、大腸ガンの予防効果もあります。

厚生労働省は、食物繊維の目安量を一日あたり20~25グラムとしていますが、私は一日30~40グラムは摂ったほうがいいと思います。水溶性と不溶性のバランスは、水溶性をやや多めに6対4か、7対3くらいがおすすめです。

食物繊維を上手に摂るコツは、たっぷりの野菜に、果物、海藻類、豆類、イモ類などを加えることです。たとえば、野菜と海藻のサラダ、野菜と豆のサラダなど、組み合わせて摂るのもよいでしょう。

熱にも強いので、煮たり茹でたりすれば、量をたくさん摂ることができます。

免疫に消化、ビタミンやホルモンの産生、酵素の活性化まで、私たちが何から何までお世話になっている腸内細菌の栄養源も食物繊維です。

短鎖脂肪酸は、唾や涙から胃液やすい液、胆汁まで、すべての体液、粘液の材料になる有機酸で、抗ガン作用もあります。この有機酸も善玉菌の発酵作用によって、食物繊維を原料につくられています。

食物繊維をしっかり摂ってさえいれば、腸が元気になり、酵素の働きが高まります。体の調子がよくなり、病気への抵抗力がアップして、生活習慣病をはじめ、あらゆる病気と無縁でいられるのです。

砂糖の摂りすぎは、万病のもと

◎分解するのに大量の酵素が使われている

あなたは甘いものに目がないほうですか？

ケーキやアイスクリームにチョコレート、ようかんにおまんじゅうに菓子パン……、甘いものは種類も豊富です。「甘いものの誘惑には勝てない」「甘いものは別腹」などと言い訳をしながら、ついつい手を伸ばしてしまいがちです。

しかし、砂糖（ショ糖）は、摂りすぎると体に多くの悪影響をおよぼします。

砂糖には、純度を高めたり、白くしたりするために、さまざまな化学薬品が使われています。これが消化に大きな負担となります。

そのうえ、特有のサラサラ感を出すために、ビタミンやミネラルといった天然の栄養成分は取り除かれてしまっています。

砂糖はブドウ糖と果糖が結びついてできています。この二つの糖は一度くっついたが最後、分子の結合は強固そのもので、胃酸や酵素でもなかなか切り離せません。分解するにはたいへんな手間がかかり、大量の消化酵素を浪費することになります。

つまり、砂糖は強力な酵素阻害剤なのです。

砂糖の害はそれだけではありません。酵素を無駄遣いさせたあげく、消化しきれなかった砂糖は、腸内で悪玉菌や真菌（カビ）のエサとなってしまいます。

その結果、腸内の腐敗が進み、有害物質が発生します。それが体内に吸収されて血液を汚し、いろいろな病気の原因となるのです。

◎血液をきれいに保つためには

私たちの体の大部分はタンパク質からできていますが、血液中に糖が増えると、その両者が結びつく「糖化」が起こりやすくなります。

糖化は、組織をつくっているタンパク質の形を変えたり、性状を悪くさせて、老化を早め、血液を悪化させます。

血流の悪化は、病気の直接的かつ最大の原因であり、頭痛やめまい、痛みやしびれといった症状から、ガンや難病にいたるまで、あらゆる病気を引き起こします。

このように砂糖は、酵素を減らし、腸を汚し、血液を汚して、体に害をもたらすとても怖い食品でもあります。

病気を予防・改善するうえでは、まず砂糖を摂りすぎないようにすることが、とても重要なポイントになってくるのです。

「パワーを出すため肉を食べる」は間違い

◎かえって体に負担をかけることにもなる

スタミナをつけたいとき、病中病後などに体を元気にしたいときには何を食べますか?

「やっぱり肉でしょ!」と思われた方、気持ちはわからなくもありませんが、**酵素栄養学的には、体が疲れているときにお肉はおすすめできません。**

私たち日本人の食生活のなかで、肉食が大きな位置を占めるようになったのは、ここ数十年のことです。

それ以前は、大豆食品などの植物性タンパク質か、魚介類が日本人の主要なタンパク源でした。

日本人の腸の長さは、平均で約9メートル。欧米人の腸はそれより2メートルほど短いと言われています。

長い腸は、食物繊維を含む植物性の食品をしっかりと消化・吸収するのに適しており、短めの腸は、長く腸内にとどまると腐敗しやすい動物性タンパク質＝肉を早く体外に出すのに都合がよいと考えられます。

こうした民族的な体質は、何千年にもわたる食文化・食習慣によって形成されてきたものであり、わずか数十年のあいだに起こった急激な変化＝食事の欧米化に、日本人の体は適応できていません。

◎タンパク質の摂り方にも、ひと工夫を

動物性タンパク質は腸内に残りやすく、いったん消化不良が起こると、体内の酵素が大量に消化作業にまわされます。すると消化以外の仕事をする酵素が足りなくなって、代謝がとどこおり、体はかえって弱ってしまいます。

消化不良によって腸内が腐敗すると悪玉菌が増え、有害物質を生みだします。それが腸の粘膜を溶かすと「リーキーガット症候群」を起こします。

栄養を吸収する小腸の腸絨毛に炎症が生じ、テニスラケットのガットがゆるんで広がったような状態になることで、本来は吸収されない毒物や未消化の大きな分子までが血液中に取り込まれてしまいます。

こうなると血液はドロドロになり、アトピー、ぜんそくなどのアレルギー、膠原病やクローン病といった難病など、多くの病気が生じてきます。

他方、肉をはじめ、卵、乳製品、魚などの動物性食品には、アミノ酸やビタミンB群など、生野菜や果物だけでは十分に摂ることができない栄養素があります。

全部で20種類あるアミノ酸は、バランスよく摂らなくては、ひとつ欠けただけでも、ほかのすべての吸収が悪くなります。

ビタミンB群も同様で、特に、ビタミンB_{12}は野菜にはほとんどありません。欠乏すると、めまいや貧血を起こしてしまう大事な栄養素であり、動物性食品またはビタミンB_{12}サプリメントから補う必要があります。

動物性食品の適量は、一週間で肉は100〜200グラム、魚は200〜300グラムが理想で、肉と魚は同じ日には食べないようにします。卵は週に3〜4個です。

タンパク質自体は、体にとって非常に大事な栄養素です。問題は質です。

動物性タンパク質は摂りすぎにとにかく注意し、その分、体に負担のかからない、大豆などの豆類や、海藻類などの植物性タンパク質を摂るようにしましょう。そうすれば、ガン知らずの体になれます。

悪い脂を避けて、良質の脂を摂りなさい

◎最近問題になった「トランス脂肪酸」「リノール酸」

「ダイエットの大敵！」「健康をおびやかす悪者！」

脂肪は肥満や病気をつくり出す悪者のように思われがちですが、そんなことはありません。

細胞膜の70パーセント、脳の60パーセントは脂肪でできています。また、エネルギー源でありながら、その貯蔵庫でもあります。

ほかにも、体温調節、ビタミンの吸収や運搬、ホルモンの産生・分泌など、脂肪なしでは成り立たない仕事がたくさんあります。だからこそ、三大栄養素のひとつに数えられているわけで、油（脂）抜きダイエットなど、とんでもない話です。

要は、悪い脂質を避け、良質のものを摂ることが大切なのです。

健康を害する脂質として、まず注意すべきなのは「トランス脂肪酸」です。

トランス脂肪酸は、マーガリンやファットスプレッド、ショートニングなどに含まれています。体内で代謝できないため「食べるプラスチック」とも呼ばれます。

この脂肪酸で細胞膜がつくられると、有害物質が細胞内に入りやすくなったり、細胞がエネルギー交換をできなくなったりして、糖尿病、ホルモン異常、肝臓障害、アレルギーなどのリスクが高まります。

血液中の悪玉コレステロールを増やし、動脈硬化を進行させ、心筋梗塞、脳梗塞など血管系の病気を引き起こします。

ＷＨＯ（世界保健機関）もトランス脂肪酸の危険性について勧告を行なっており、デンマーク、英国、カナダ、米国など各国で、禁止、規制されています。

「植物性だから健康にいい」のウソ

トランス脂肪酸とならんで注意したいのは「リノール酸」です。この油は植物性の大豆油、紅花油やコーン油、ひまわり油、コメ油などに多く含まれています。

これらの植物油は健康にいいというイメージがありませんか？　以前は「リノール酸はコレステロールを下げる」とされていましたが、近年の研究では、摂り続けるとかえってコレステロール値を上昇させることがわかっています。

「植物油」と聞くと、すべていいものだと思いこみがちですが、その成分をしっかりと見きわめる必要があるのです。

リノール酸は血を固まりやすくさせ、血管を収縮させるため、トランス脂肪酸と同じく、脳卒中や心臓病の発症率が高まります。

また、ぜんそく、アトピー性皮膚炎などのアレルギーのほか、老化やガンの原因にもなります。

リノール酸は体内ではつくれない必須脂肪酸であり、必要な栄養素であることは確かです。しかし、大豆、小麦、米などの穀物にも含まれており、これらから摂取する量で十分なのです。

トランス脂肪酸やリノール酸は、日常的に口にするあらゆる食品に含まれています。ファストフード、インスタント食品、ビスケット類やスナック菓子、スイーツ、パン、お惣菜など、あげていけばきりがありません。よほど気をつけないかぎり、あっというまに膨大な量を摂ってしまうことになります。

こうした食品には砂糖や食品添加物も大量に使われており、体内の酵素を減らして代謝を下げ、腸を荒らして免疫力を弱めることにもつながります。

「植物性油脂」「植物性食用油」と表示されているものは、トランス脂肪酸やリノール酸が含まれている可能性が高い食品です。

いいものを摂ることも大切ですが、悪いものを避けることも、非常に大事な健康管理のひとつです。

体にいい脂を多く含む食べ物・油製品

◎摂取するときのバランスにも気をつけて

脂（油）は、体にとってなくてはならない栄養素です。

しかし、脂なら何でもいいというわけではありません。トランス脂肪酸やリノール酸のように病気をつくり出す脂もありますので、体にいい脂を適切な量だけ摂るように心がけましょう。

体にいい脂とは、①EPA（エイコサペンタエン酸）やDHA（ドコサヘキサエン酸）、②α‐リノレン酸、③オレイン酸、です。

①は、ニシンやイワシ、サバ、アジなどの青魚に、②は、亜麻仁油、エゴマ油、シソ油、クルミ、アーモンド、ピスタチオなどのナッツ類、ネギ、白菜、キャベツ、大根、ホウレンソウなどの冬野菜、③は、ゴマ油、菜種油、玄米オイル、ナッツ類に多く含まれています。

ちなみに、エゴマはシソ科、ゴマはゴマ科の植物であり、エゴマ油とゴマ油は別物です。念のため。

◎なぜ、イヌイットに血管系の病気が少なかったのか

少し専門的な話になりますが、①と②は「オメガ3系」と呼ばれる脂肪酸の仲間です。体に悪い脂のひとつであるリノール酸は「オメガ6系」の脂肪酸です。

「3系」「6系」という呼び名は、分子構造の違いから来ています。どちらも、必須

脂肪酸であり、常温では液体である「不飽和脂肪酸」に属していますが、人間の体に対する作用は大きく異なっています。

トランス脂肪酸やリノール酸が血液中の悪玉コレステロールを増やすのに対して、オメガ3系脂肪酸は、LDL（悪玉コレステロール）や中性脂肪を減らします。血液をサラサラにし、炎症や血栓ができるのを防ぎ、血管を拡げる作用や痛みをつくるホルモンをブロックする作用もあります。

このため、動脈硬化、高脂血症、高血圧など、生活習慣病の予防・改善に大きな効果があることは言うまでもありません。また、痛み止めの薬にもなります。

さらに加えて、オメガ3系は、アレルギーやガンを引き起こすオメガ6系脂肪酸の作用を打ち消すようにも働いてくれるのです。

とくに、**血管を収縮させ、血を固まりやすくさせるリノール酸と、血管を拡げ、血栓を予防する働きのあるα‐リノレン酸のバランスが重要です。**

この二つの脂肪酸を摂る量が同じくらいであれば、まず病気は起こりません。リノール酸の割合が大きくなるほど、病気になる危険性は増していきます。

北極圏に住むイヌイットは、心臓や血管系の病気がきわめて少ないことで知られていました。しかし、多くのイヌイットが伝統的な生活を離れ、食事も白人と同じものを食べるようになった頃から、動脈硬化や高血圧をはじめ、以前はほとんどなかった病気が急増したのです。

その理由は、かつて彼らが食べていたアザラシなどの海獣の肉や、魚にありました。これらに豊富に含まれるＥＰＡやＤＨＡが、血管系の病気を彼らから遠ざけてくれていたのです。

脂肪は、脳をはじめ体の材料であると同時に、体温、免疫、ホルモンなど、さまざまな体の働きにおいても重要な役割を果たしている大事な栄養素です。それだけに、脂の質がどれほど健康に影響するかを、イヌイットの例は証明しています。

オメガ3系脂肪酸は熱に弱いので、ドレッシングにするなど生で使うとよいでしょう。**加熱料理には、熱しても酸化しにくいオレイン酸が多く含まれるゴマ油や菜種油、玄米オイルがおすすめです。**そして、どんな油でも、一度使ったものは必ず捨てるようにしてください（古い油を使い回す飲食店にも注意！）。

体にいい脂と悪い脂を区別しよう

健康を害する脂質

トランス脂肪酸

リノール酸

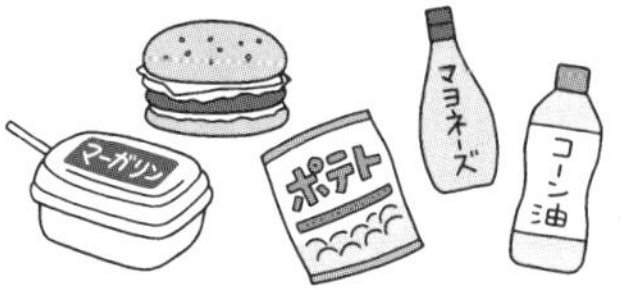

入っているもの
マーガリン、ファストフード、インスタント食品、スナック菓子、マヨネーズ、ベニバナ油、コーン油

積極的に摂りたい脂質

EPA、DHA

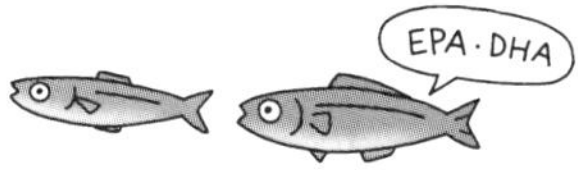

入っているもの
ニシン、イワシ、サバ、アジなどの青魚

α-リノレン酸

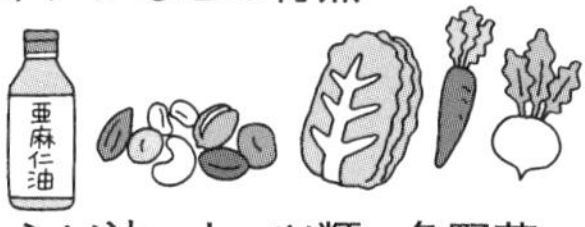

入っているもの
亜麻仁油、エゴマ油、シソ油、ナッツ類、冬野菜

オレイン酸

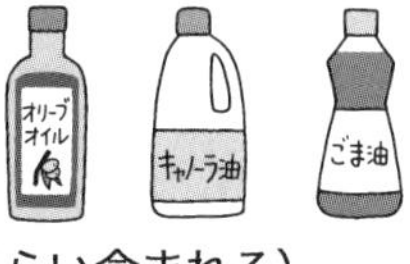

入っているもの
オリーブ油、キャノーラ油
ゴマ油（リノール酸も半分くらい含まれる）

「生食」と「加熱食」の理想的な割合

◎火を通したものも積極的に食べていい

「そんなに生のものばかり食べなきゃいけないの？」

「アツアツのおでんが大好きなのに、食べちゃだめなの？」

ここまで読んで、こんな疑問を抱いた人もいるかもしれません。

酵素は熱に弱いので、加熱した食物からは生きた酵素を摂り入れることはできません。だからこそ私は、生野菜や果物など、生の食物をしっかり摂ることをおすすめしているのです。

しかしそれは、１００パーセントの生食ではありません。

生食と加熱食の割合は、生食６に対して加熱食４くらいが理想だと思います。せめて5対5くらいで摂ることができれば、健康状態もとてもよくなります。

◎生食ばかりに偏ってはいけない4つの理由

私が生食100パーセントの食事を勧めない理由は以下のとおりです。

①生食だけでは不足する栄養素がある

生野菜や果物だけでは不足する栄養素があります。なかでも動物性食品に含まれる、アミノ酸とビタミンB群は重要です。とくに、エネルギーを生み出すのに必要なビタミンB_{12}は、不足すると体力がなくなり、睡眠障害や神経系の障害、消化器官の障害、悪性貧血など、多くの症状や病気のもととなります。ビタミンB_{12}は、アサリ、ハマグリ、カキ、アカガイ、サンマ、ニシン、アユ、イワシ、イカといった魚介類に豊富です。

②野菜・果物の栄養価の低下

市場に出回っている野菜や果物は、農薬の大量使用などによって土壌自体が栄養不足となり、年々栄養価が落ちてきています。野菜によっては特定の栄養素が以前の10分の1以下になっているものもあるほどです。当然、含まれている酵素の量も減ってきており、栄養学的にも、肉類、魚介類、卵などの動物性食品は必要です。

③加熱で栄養価が高まる食品もある

脂溶性（油に溶けやすい）ビタミンのA、D、E、Kは、油と一緒に調理すると吸収率がアップします。脂溶性ビタミンを多く含む、ニンジン、カボチャ、ホウレンソウといった緑黄色野菜は、油で炒めたりしたほうが、栄養素が摂りやすくなるのです。また、煮野菜にすると、細胞が壊れて消化・吸収がよくなるうえ、食べやすくなるので食物繊維もたくさん摂れます。大根やシイタケは、干すことで繊維やミネラルが豊富になります。

④生食だけではストレスがたまる

極端すぎる食生活はストレスを生じさせます。ストレスは病気の大きな原因ですから、健康になろうとして行なっていることが、ストレスになっては本末転倒です。生野菜や果物をたくさん摂る酵素食を中心とした食生活は、加熱食も摂りつつ、無理なく続けていくことが大切です。

厚生労働省は一日に摂る野菜の目標量を350グラムとしていますが、400～500グラムは摂ったほうがいいと思います。

半分以上を生の野菜、残りを加熱した野菜で摂るようにします。朝や昼は生野菜や果物を主体に、夜は加熱食の割合を増やすなど、栄養と摂取量のバランスをとりながら、生食と加熱食を上手に組み合わせるようにしましょう。

伝統的な和食こそ、理想的な酵素食

◎酵素栄養学的にも、こんなにすぐれている

2013年12月、日本人が育んできた食文化である「和食」が、ユネスコ（国連教

育科学文化機関）の無形文化遺産に登録されました。

海の幸、山の幸に恵まれた日本の風土のなかで、旬の食材を活かし、健康を守るための知恵や工夫がさまざまに凝らされ、世代を越えて受け継がれながら、味覚的にも、栄養学的にも、洗練の度合いを高めてきたのが和食です。

あらゆる食材から、酵素をたっぷり、しっかり摂ることができる食文化は、世界中を見渡してみても、和食のほかにはありません。

和食はなにより、食物を生で摂ることを大切にしてきました。

四方を海に囲まれた日本では、季節ごとにいろいろな種類の魚を味わえます。その魚から食物酵素を摂る一番の方法は、言うまでもなく刺身であり、寿司です。

とくに、ニシン、アジ、サバなどの青魚には、酵素はもちろん、血液をサラサラにして生活習慣病を予防・改善してくれるＥＰＡやＤＨＡといった体にいい脂質がふんだんに含まれています。

青魚と貝類には野菜や果物にはないビタミンB_{12}が、海藻類には食物繊維やミネラルが存在します。

また、日本は世界に冠たる漬物大国でもあります。欧米のピクルス、ドイツのザワークラウト、韓国のキムチなど、漬物は世界中で食べられていますが、日本の漬物の多種多様さは抜きん出ています。みそ漬け、ぬか漬け、粕漬け、塩漬け、みりん漬けなど、あげればきりがないほどですが、これも火を通さずに食物を摂る知恵であり、酵素の補給源のひとつとなってきました。

現代の日本にガンや生活習慣病が急増し、こうした、大人がかかるものだと思われていた病気が子どもたちにまで広がっているのは、食の欧米化や食生活の乱れと無関係ではありません。

和食は、この国に生きた人たちが、長い時間をかけてつくり上げてきた理想的な健康食であり、酵素食です。

和食を、きちんと食卓に取り戻すことは、すなわち、健康を取り戻すことにほかならないと私は思います。

発酵食品は、酵素たっぷりの健康食品

◎「動物性」よりは「植物性」を選ぶ

和食とは切っても切り離せないものに、発酵食品があります。
発酵食品とは、菌や酵母など微生物の働きで発酵した食品のことです。
その発酵の過程で、消化酵素をはじめ、多くの酵素が発生します。**発酵食品は酵素を摂り入れるにはうってつけの食物なのです。**

納豆や漬物、パンやヨーグルト、チーズのほか、日本酒やビール、ワインなどのお酒、しょうゆ、みそ、みりん、酢といった日本人には欠かせない調味料など、私たちのまわりには多くの発酵食品があります。

発酵食品には乳酸菌が豊富です。

乳酸菌には、ヨーグルトやチーズなど動物性の発酵食品に含まれる動物性乳酸菌と、納豆や漬物、みそなど植物性の発酵食品に含まれる植物性乳酸菌があります。

植物性乳酸菌は、動物性乳酸菌と比べて胃酸にも強く、生きたまま腸に届きます。腸内の乳酸菌を増やして、腸内環境を整え、免疫力を高めるには、動物性乳酸菌よりも植物性乳酸菌のほうが、はるかに大きな効果が得られるのです。

ヨーグルトやチーズに多いカゼインというタンパク質は、摂りすぎると腸などに炎症が起きやすくなり、発ガン性もあります。ただし、最近は非常にすぐれた大豆を発酵させてつくったヨーグルトも出てきました。これならば、言うことなしです。

この点からも、動物性の発酵食品よりも、植物性の発酵食品を積極的に摂ることをおすすめします。

◎健康効果の高い、イチオシの発酵食品とは

なかでも納豆は、消化もよく、良質なアミノ酸や食物繊維がたっぷり摂れる、健

康・長寿に欠かせない発酵食品です。

納豆に含まれているナットウキナーゼという酵素に血栓防止作用のあることは、テレビ番組などでよく取り上げられているのでご存じかもしれません。

さらに納豆には、体内に侵入した病原体を溶かして殺すリゾチームという酵素も含まれているということが、近年の研究でわかってきました。

卵の卵白には、生まれてくるヒナを細菌の感染から守るために、リゾチームがあることは知られていましたが、納豆にもこの酵素が多量に含まれていることが明らかになったのです。


納豆を食べるときにはよくかきまぜて、ネバネバさせるほど、これらの酵素も活性化します。


酢もすぐれた発酵食品です。酢の主成分である酢酸《さくさん》には、疲労回復、血圧を下げる、血糖値のコントロールなど、さまざまな作用があります。

とくに黒酢は栄養価が高く、酵素はもちろん、アミノ酸や、ビタミン、ミネラルがふんだんに含まれていますので、ぜひ、いろいろな料理にご活用ください。

いい「食べ合わせ」は、酵素の力を利用している

◎タンパク質の消化には果物の酵素が効く

「生ハムのメロン添え」のように、「どうしてこんな食べ方をするんだろう？」という食べ物の組み合わせがありますよね。

生きた酵素を豊富に含んでいる生野菜や果物は、自身の酵素でみずからを消化します。これを「事前消化」といい、おかげで私たちの体は消化酵素が節約できます。

じつは生野菜や果物の酵素は、別の形でも消化を助けてくれます。それは、一緒に食べる食物を消化しやすくすることで、これも一種の事前消化と言えます。

理由はよくわからないけれど、〝昔からそうやって食べられていた〟食物の取り合わせには、この事前消化で説明がつくものが多いのです。

もっとも身近な例が、サンマやサバなどの焼き魚に添える大根おろしです。

大根おろしにはデンプンを分解するアミラーゼ、タンパク質を分解するプロテアーゼ（南方産の果物にも豊富）やセテラーゼ、脂質を分解するリパーゼといった消化酵素のほか、活性酸素を攻撃するカタラーゼ、発ガン物質を分解するオキシダーゼなど、100種類を超える酵素が含まれています。

勢ぞろいの消化酵素が、焼き魚を事前消化してくれるのはもちろんですが、オキシダーゼが発ガン物質である焼き魚のコゲを解毒してくれますので、この取り合わせはとても理にかなっているのです。

ヤマイモをすりおろしてかける「とろろご飯」も事前消化が働く、体にいい食べ方です。ヤマイモにはデンプン分解酵素アミラーゼに加えて、活性酸素分解酵素カタラーゼも含まれています。

酢豚に入っているパイナップルには、タンパク質を分解するブロメラインという酵素があります（ただし、高温で炒めると酵素は死んでしまいます）。

パパイヤもパパインという強力なタンパク質分解酵素を持っており、南国の肉料理

食べ物の酵素を活かす食べ合わせ

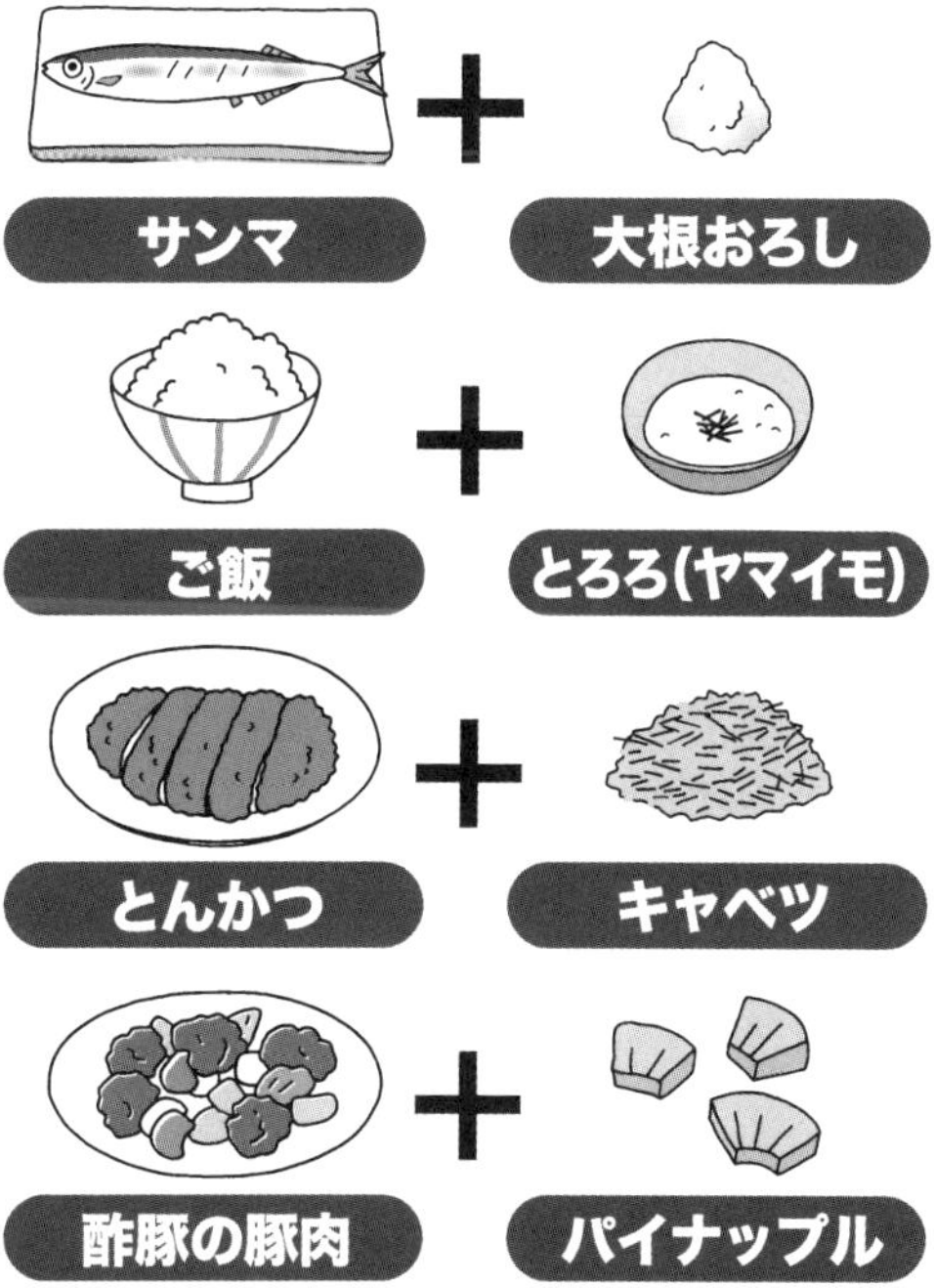

野菜や果物に含まれている酵素が
デンプンやタンパク質を分解してくれる。
そのため、消化しやすくなり、人間の体は
「消化酵素」を温存できる！

にはパイナップルやパパイヤがよく添えられています。

キウイフルーツにはアクチニジン、イチジクにはフィシンというタンパク質分解酵素があります。**果物の多くはタンパク質分解酵素が含まれていますので、肉類と一緒に食べるか、食後すぐに食べると消化を助けてくれます。**

はじめに例としてあげた、イタリア料理の定番オードブル、「生ハムのメロン添え」も同じ理屈です。

食物で酵素を摂っても、胃酸により失活（働きを失うこと）するので意味がないという説がありますが、それは違います。

食物酵素には胃酸の影響をほとんど受けないものと、胃酸で失活したように見えて、腸で再び活性するものがあり、胃酸で完全に失活することはありません。

ここに紹介したように、酵素の働きが解明されるはるか以前から、それと知らずに食物酵素の作用を利用した、消化にいい組み合わせの料理が世界各地で食べられてきました。何世代にもわたって伝えられてきた、経験的に学んだ知恵というほかありません。

その事実こそ、食物酵素が私たちの体の中で確かに働いていることの、なによりの証明ではないでしょうか。

体をさびつかせてしまう「活性酸素」

◎細胞を守るヒントは、「抗酸化酵素」にあった

「活性酸素」は人間の健康をおびやかす最大の敵です。それは活性酸素が人間の体を「酸化」させるからです。

釘をほうっておくと、いつのまにか赤茶色くサビて、最後はボロボロになってしまいます。鉄が空気中の酸素と結びついたためで、これが「酸化」という現象です。

活性酸素には、ふつうの酸素の数百倍から数千倍もの酸化力があります。

私たちは呼吸によって体内に摂り入れた酸素を使って、食物の栄養素からエネルギーを取り出しています。このとき使われる酸素の2パーセントほどが活性酸素に変わると言われています。このほか、新陳代謝を行なったり、体を病原体から守ったり、生きて活動しているかぎり、私たちの体内では活性酸素が発生しています。

薬は酵素を減らすだけでなく、活性酸素を増やします。食品添加物、タバコやお酒も同様です。

活性酸素の発生源は、私たちの日常生活の中にもあふれています。

大気汚染などの環境汚染、農薬や殺虫剤などの化学物質、電化製品やOA機器から発生する電磁波、激しいスポーツ、そしてストレス。これらはすべて体の中に活性酸素を生み出します。

このようにして毎日、大量に発生し続けている活性酸素によって、細胞や組織がサビついていくのが老化であり、病気です。

アレルギー、心臓病、脳卒中、肝硬変、糖尿病、高血圧、脂質異常症、白内障、ガンや膠原病、アルツハイマー、シミ、シワまで、およそ私たちが名前を知っている、ありとあらゆる病気や症状に活性酸素は関係しています。

◎魚介類や大豆食品も併せて摂る

この活性酸素から体を守ってくれているのも、やはり酵素です。

活性酸素を無毒化してくれる酵素を「抗酸化酵素」と呼びます。抗酸化酵素がもっとも盛んにつくられるのは20代で、潜在酵素が減ってくる40代ではその半分しかつくられなくなると言われています。

生野菜や果物、発酵食品から食物酵素をしっかり摂り入れて、代謝酵素のひとつである抗酸化酵素の働きを高めることが、病気や老化を防ぐことにつながるのです。

抗酸化酵素を増やすには、セレン、銅、マンガン、亜鉛、鉄などのミネラルが欠かせません。すべて抗酸化酵素であるＳＯＤ（スーパーオキシドディスムターゼ）やカタラーゼ、グルタチオンペルオキシダーゼの補助因子であり、不足すると抗酸化酵素は十分に働くことができません。

これらのミネラルは、魚介類、野菜、海藻、大豆食品に豊富です。

焼き魚に大根おろし、納豆、おひたし、ワカメのみそ汁といった昔ながらの食事は、抗酸化酵素を増やすのにぴったりのメニューと言えるのです。

抗酸化効果が高いビタミンはまんべんなく

◎体の老化を止める栄養素

健康の大敵である活性酸素と闘ってくれる物質を「抗酸化物質」と呼びます。

体内で生成される抗酸化酵素はその代表的なものですが、食物から摂り入れる栄養素のなかにも抗酸化物質として働いてくれるものがあります。

そのひとつがビタミンです。

ビタミンA、C、Eは「抗酸化ビタミン」と言われ、活性酸素を無毒化する働きがあります。**その抗酸化作用から、アンチエイジングやガン予防に効果があるとされ、まとめて「ビタミンエース（ACE）」と呼ばれることもあります。**

ビタミンAは、ニンジンやホウレンソウ、カボチャ、大根、豚や鶏のレバー、ウナギなどに、ビタミンCは、レモン、キウイフルーツ、イチゴ、ブロッコリーやピーマンなどに、ビタミンEは、アーモンドやピーナッツ等の種実類、タラコやスジコといった魚卵、植物油（ドレッシングなら亜麻仁油、加熱するならオリーブ油がおすすめ）などに豊富です。

抗酸化ビタミンは協力して働くことで効果がいっそう高まりますので、いろいろな食品をまんべんなく摂ることが大切です。

◎ファイトケミカルには老化を防ぐ効果も

近年、強力な抗酸化物質として注目を集めているのがファイトケミカルです。

ファイトケミカルは、植物が紫外線や虫などの外敵から身を守るためにつくり出す物質（一部は魚介類や海藻類にも存在する）の総称です。

色やにおい、苦み、渋みなどの元になっているもので、抗酸化力だけでなく、免疫力の向上や、ガンの予防、抗アレルギーなどに効果を示すものもあります。

ファイトケミカルは一万種はあると言われ、たとえば、トマトのリコピン、大豆のイソフラボン、ホウレンソウのルテイン、ブドウのレスベラトロールなど、色素等に存在する抗酸化成分がファイトケミカルなのです。

イチョウは、2億5千万年前から地球に存在し、「生きた化石」とも言われています。その葉には十数種類のファイトケミカルがあり、なかでもギンコライドという物質は、イチョウに特有の強力なファイトケミカルとして知られています。

私たちも、健康で長生きどころか、若返り効果さえも期待できるファイトケミカルの恩恵に浴さない手はありません。

とくにおすすめしたいファイトケミカルとしては、まずは、ケール、ブロッコリー、ホウレンソウ、ブルーベリーなどに豊富なルテインです。

ハワイ大学の調査によれば、フィジー諸島は、他の南太平洋諸島に比べ、肺ガンがとりわけ少ないそうです。これはインゲン豆やホウレンソウなど、ルテインに富む野菜の摂取がきわだって多いためとされています。

ルテインは、子宮ガンのリスクを下げるとも考えられており、さらに白内障、緑内障、加齢黄斑《おうはん》変性症など、目の病気の予防・改善にも大きな効果があります。

トマトやスイカに多いリコピンも、すぐれた抗酸化作用によって、動脈硬化やガンを予防し、美白・美肌をつくってくれます。

ニンニク、タマネギ、ニラ、ラッキョウなど、ネギ属の野菜に含まれているアリシンというファイトケミカルは、ガンの予防、血栓の予防・改善に加えて、エネルギー代謝に欠かせないビタミンB_1の吸収率を高めるので、滋養強壮にももってこいです。

ただ、摂りすぎると溶血性貧血を起こす場合もあるので、生のニンニクなら一日ひとカケ、加熱したものなら二カケくらいが目安です。

また、リンゴにはプロシアニジン、ケルセチン、フロレチン、クロロゲン酸、エピカテキンなど、多くのファイトケミカルが含まれています。

ケルセチンには強い抗酸化作用のほか、抗菌、抗ガン、抗ウイルス作用もあり、リンゴは果物のなかでその含有量がずば抜けているのです。

西洋に「一日一個のリンゴは医者を遠ざける」ということわざがありますが、まさにそのとおり。**食物繊維も豊富なリンゴを習慣的に食べていれば、医者も薬もはるかかなたに遠ざけてくれます。**

最初に書いたように、ファイトケミカルは植物が身を守るためにつくり出す物質です。つまり、酵素食の代表である野菜や果物をしっかり食べていれば、免疫力を高め、病気や老化を防ぐファイトケミカルも自然に摂り入れることができるのです。

ファイトケミカルは皮に多いので、果物や野菜はよく洗ってできるだけ皮ごと食べるようにするとよいでしょう。

食物の抗酸化力はオラック値で知ることができます。オラック値とは、アメリカの研究者が発表した、食品中に含まれる抗酸化物質の能力を表わす値です。

野菜と果物のオラック値（左ページ）を載せておきますので、ご参考になさってください。

体を若く保つ「ORAC値」が高い食べ物

●「主な野菜と果物のORAC値」

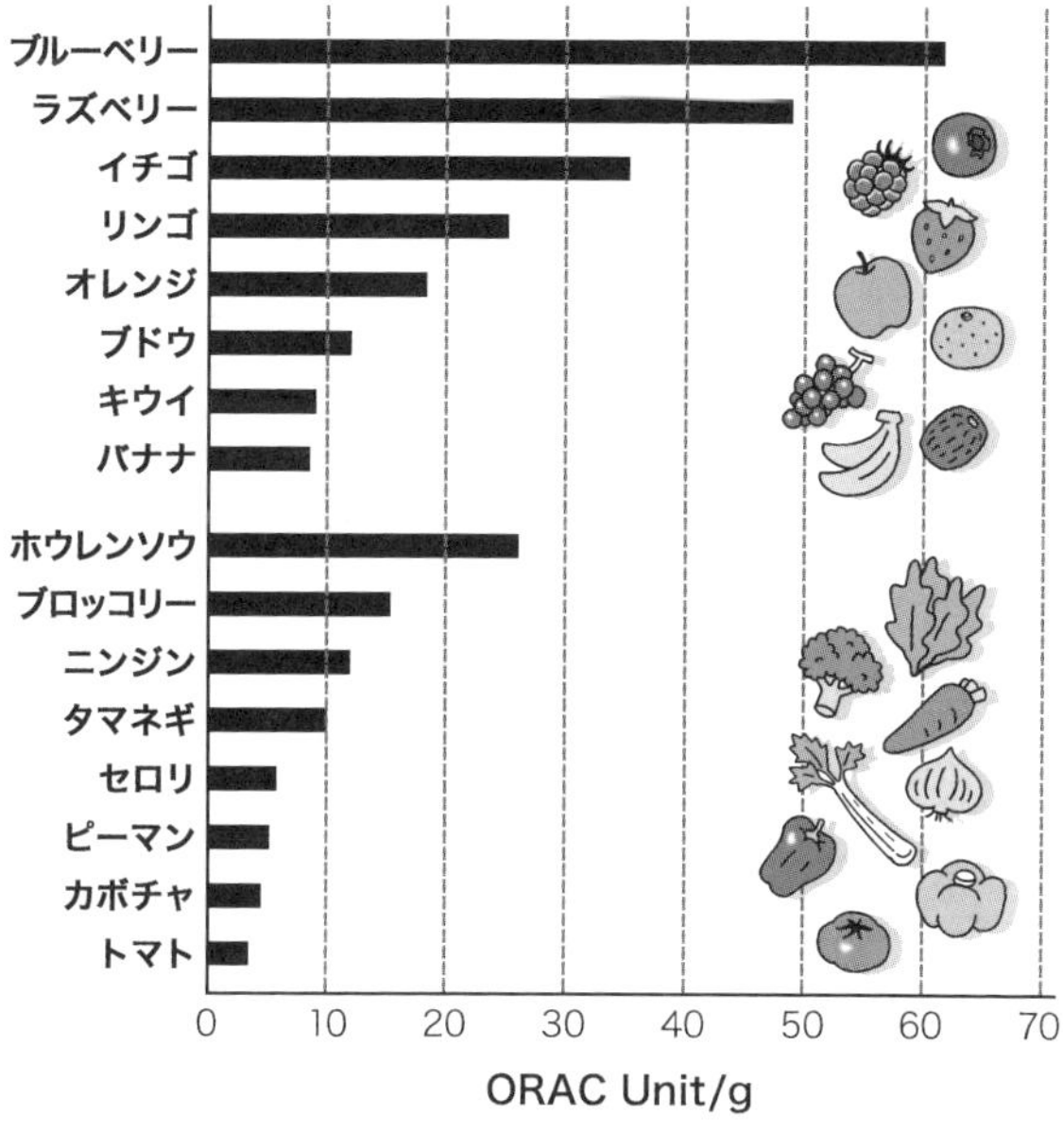

ORAC値とは、
体をさびさせる活性酸素を無毒化する
働きの強さを数値化したものです。

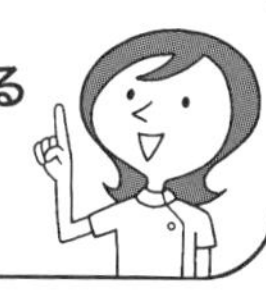

酵素を大事にしたいなら、食品添加物は避ける

◎化学物質という意味では薬と変わらない

「化学的に合成された物質で、人体にとっては異物であり、毒物」

この薬についての説明が、そのまま当てはまるものがあります。何だかおわかりですか？　そう、食品添加物です。

では、私たちが口にしている食品添加物が、一年間でどのくらいの量になるかおわかりでしょうか。

日本人は、年間4～8キログラムもの食品添加物を摂っていると言われています。

食品添加物は、食品の保存性を高めたり、色やにおいをつけたりするために使われるもので、その多くが薬と同じ化学物質です。

体内に摂り込まれると、まず肝臓に運ばれて、毒物として酵素に分解され、分解しきれなかった分が血液に乗って全身をまわるのも薬と同じです。

つまり、食品添加物も強力な酵素阻害剤なのです。

食品添加物は、活性酸素を発生させ、ホルモンや臓器の働きを弱め、免疫力を低下させます。アレルギーのもとになったり、体にたまって遺伝子の突然変異を引き起こし、ガンや先天性の異常の引き金になる可能性もあります。

また、あらゆる食品に含まれているさまざまな添加物が、体の中でどのように反応し合い、それがまた体にどんな悪影響をおよぼすかもわかっていません。

安全と言われて、何年も何十年も使われ続けたのちに、発ガン性などが明らかとなって使用が禁止された食品添加物もあり、この点も薬にそっくりです。

それどころか、国の基準でOKとされ、現在使用されている食品添加物のなかにも、発ガン性が指摘されているものも数多くあります。

発色剤の亜硝酸ナトリウム（ハム、ソーセージ、ベーコンなど）、着色料の赤色2号（お菓子、清涼飲料水など）、保存料の安息香酸ナトリウム（栄養ドリンク、清涼飲料水、マーガリンなど）、酸化防止剤のＢＨＡ（インスタントラーメンなど）をはじめ、書き出したらきりがないほどです。

現代の食生活で、食品添加物を完全に避けるのは不可能に近いことです。

それでも、インスタント食品、加工食品、ジャンクフードといった添加物がふんだんに使われている可能性が高い食品はなるべく食べない、食品を買うときには成分表示をチェックするなど、できることはあるはずです。

「生の種」を体に入れないように気をつける

◎玄米も炊き方しだいで健康の毒に！

「種は栄養の宝庫でしょ⁉　だったら捨てるなんてもったいない！」

こんなふうに考えて、果物などを種ごと食べている方がいたら、今すぐやめてください。

じつは野菜や果物の生の種は、毒物と言ってもいいくらい危険な食べ物です。**種には酵素の働きを抑えるＡＢＡ（アブシジン酸）という物質が含まれています。**この物質は、種がいちばんいいタイミングで芽を出せるように、そのときが来るまで、発芽に関わる酵素の活動にストップをかけています。

これが人間の体内に入ると、消化酵素や代謝酵素の働きをブロックして、薬と同じように酵素を浪費させ、免疫力を弱めます。

とくに消化酵素を分泌するすい臓へのダメージは大きく、最悪の場合、すい臓ガンを発症するリスクもあります（最近すい臓ガンの患者さんが多く来られますが、若いときから果物を種ごと食べる習慣があったという人が多いのです）。

野生のリスには面白い習性があって、見つけた種をすぐには食べません。いったん土の中に埋めたものを、数日後に掘り出して食べるのです。土の湿気で酵素が働きだし、種の毒性が取り除かれるからです。

ブドウ、スイカ、リンゴ、ナシ、ミカン、レモンなどの果物の種、ピーナッツやアーモンド、小豆、大豆なども生で食べないようにしましょう。

例外として種を食べてもかまわないのは、イチゴ、キウイフルーツ、トマト、キュウリ、ナス、オクラなどです。これらの種は非常に小さいため、ほとんど影響はありません。

◎「玄米」を食べるなら、炊き方に注意！

白米よりも栄養価が高いことから、玄米を食べている人も多いことと思います。しかし、玄米も種なので、食べ方には注意が必要です。

玄米を簡単においしく炊くには圧力鍋がいいとよく言われます。ところが、これは非常に危険な食べ方なのです。

高温高圧になる圧力鍋を使うと、玄米に含まれているＡＢＡの毒性は取り除かれます。それはいいのですが、高温で加熱することによって強力な発ガン物質であるアクリルアミド（糖化物質の中でも最悪）が発生してしまうのです。

かといって、そのまま炊飯器などで炊くと、ABAの毒性が消えません。

ここで玄米の上手な炊き方をご紹介しておきましょう。

①米に、生の小豆、ゴボウやサツマイモ、ヒエ、アワ、キビなどの雑穀（十穀米などでもよい）、生ゴマ、干しシイタケ、切り干し大根、コンブ、ワカメ、粉かんてん、梅干しなどを入れる。さらに糠（ぬか）か麹（こうじ）を加える（玄米2合に対して小さじ3杯）。

②①を20時間以上水につけたあと、そのままの水で、土鍋か、ふつうの炊飯器で炊く。絶対に圧力鍋は使わない。

水に20時間以上つけることで発芽状態となり、玄米の毒性はなくなります（生ゴマも同様）。水につけた食材の酸化を防ぐため、梅干しは必ず入れてください。もし可能なら、備長炭を一本入れておくとさらに酸化を防ぐことができます。

糠《ぬか》や麹《こうじ》を入れるのは、発酵作用によって玄米の消化がよくなるからです。

玄米を食べるなら、安全でおいしいこの方法でどうぞ。

血糖値を急に上げない食べ物は、すい臓を守る

◎肥満や糖尿病を防ぐ「低GI食品」

「GI値」という言葉をお聞きになったことがありますか？　GIとはグリセミック・インデックス（Glycemic Index）の略で、わかりやすく言えば「食品を食べたときの血糖値の上がりやすさを表わす数値」のことです。

GI値の低い食品は、食べたあとにゆるやかに血糖値が上がり、GI値の高い食品は、食べたあとにいっぺんに血糖値が上がります。

血糖値が急にグンと上がると、血液中の糖を、脳や筋肉をはじめ各組織に送り込む係であるインスリンも、早急かつ大量に必要になります。これはインスリンをつくっているすい臓にとって大きな負担になります。

一度にたくさん出てしまったインスリンは、糖を脂肪としてせっせとため込むので、ＧＩ値が高い食品は肥満にもつながります。

こうして大量のインスリンが一気に仕事をし終えると、血糖値は急激に下がり、すぐにお腹がすいてしまいます。その結果、間食が欲しくなり、また血糖値が上がって脂肪としてたくわえられ……という悪循環におちいってしまうのです。

血糖値を急上昇させるような食事を繰り返していると、すい臓はくたくたに疲れて、インスリンの分泌が少なくなったり、分泌のタイミングが悪くなったりして、糖尿病のリスクが高まります。

健康を保つうえでも、肥満を防止するうえでも、食事で血糖値を上げすぎないことが大切です。

まずは、GI値の低い食品を中心に食べるよう心がけましょう。

低ＧＩ食品は血糖値の上がり方がゆっくりで、インスリンも無理なく分泌されることから、すい臓を働かせすぎることもありません。血液中にちょうどよく増えた糖は体の各細胞で使われていくので、余計な脂肪に変わらずに済みます。

砂糖を使ったお菓子、白っぽい炭水化物はＧＩ値が高めです。

食パンではなく、ライ麦パンや全粒粉を使用したパンにする、うどんよりもそばにするなど、左ページの表を参考に、ＧＩ値60以下の食品を選ぶとよいでしょう。

白米には雑穀をまぜる、血糖値を下げる働きのある酢の物や大豆食品をおかずに一品プラスするなどのひと工夫も効果があります。

また、食物繊維は糖の吸収を遅らせます。食物繊維が豊富に含まれた野菜を一緒に摂り、ほかの食品よりも先に食べるようにすると、血糖値が上がるのを抑えられます。

なるべく「GI値」の低い食べ物を選ぶ

高GI値（71以上）食品

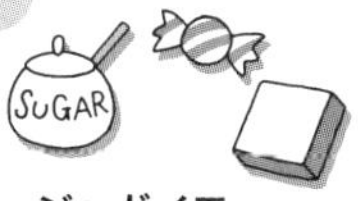

110　グラニュー糖　氷砂糖
108　三温糖　キャンディ　黒砂糖
95　食パン　フランスパン　どら焼き　ジャガイモ
88　ハチミツ　大福　ビーフン
85　うどん　餅　白米
82　ケーキ　チョコレート　ニンジン
71　マカロン　中華めん

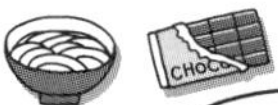

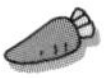

高GI食品はときどきにする

中GI値（70〜61）食品

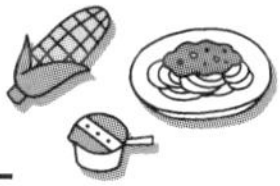

70　パン粉　とうもろこし
65　そうめん　クロワッサン　スパゲティー
　　アイスクリーム　長芋　カボチャ
64　里芋

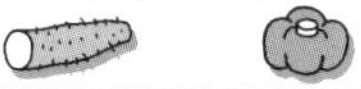

できるだけ低GI・中GI食品を中心に

低GI値（60以下）食品

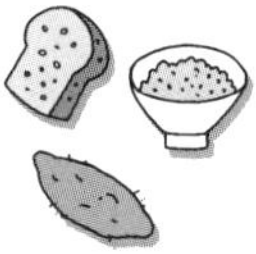

60　栗　そば　五分づき米　ライ麦パン
56　玄米
55　五穀米　サツマイモ　ゴボウ　ナッツ
32　春雨
30　アーモンド
28　ピーナッツ
18　くるみ

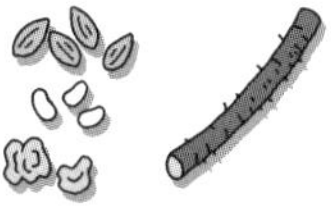

野菜や海藻、キノコ類の大半はGI値が低め

GI値が高いほど血糖値が急に上昇しやすく、
低いほど上昇は穏やかになる。

4章

医者も薬も遠ざける生活の基本

体を温めると、酵素が活性化される

◎「冷えにくい体質」づくりのコツ

「冷えは万病のもと」と昔から言われるとおり、体が冷えると、血行が悪くなり、代謝の低下をまねきます。

体温が1度下がると、酵素の働きは半分以下になります。免疫の要であるNK細胞（36・5〜37度で活性化する）もつくられにくくなり、免疫力は40パーセント近くも落ちてしまいます。

冷えは足元から始まり、お腹、肺へと広がり、便秘や下痢、腎臓病やリウマチ、アレルギー症状やうつ病など、さまざまな病気を引き起こします。

体温が35度台になると、ガン細胞も増えやすくなると言われています。

冷えを防ぐには、まず足元を温めることです。

そこでいちばんのおすすめは、足湯です。冷えの解消はもちろん、汗をかくことで体内の毒出しにもなり、肩こりや頭痛、腰痛、慢性病の改善にも効果があります。

◎手軽に体を温める「足湯」のやり方

足湯の方法は次のとおりです。
①バスタブに熱め（43～44度）のお湯を張り、粗塩を大さじ2杯ほどを入れてよくかき混ぜる。備長炭を入れればなおよい。
②バスタブのふちに腰かけ、ひざから下をお湯につける。上半身は冷え防止と汗をかくために厚着をして、事前にコップ1～2杯の水を飲んでおくこと。
③そのまま30～40分ほど温まる。お湯が冷めないよう、熱いお湯を足したり、追い炊きを行なう。
④十分に汗をかいたら、ひざから下に10秒ほど冷水をかけておしまい。最後に水を

かけることで、広がった血管を引き締めて熱が失われるのを防ぎ、交感神経が刺激されてさらに代謝がよくなります。

下半身を温める半身浴でも同様の効果があります。

最近は冷房の使いすぎで夏でも体が冷えている人が少なくありません。夏場でもシャワーだけで済ませず、湯船につかって体を芯から温めることが大切です。

天然のラドン温泉や岩盤浴も、体に負担がかからず、自然に汗がかけるのでおすすめです。

眠るときには湯たんぽを使うのもいいでしょう。一晩中、体全体を暖め続ける電気毛布は、生体リズムを狂わせるのでおすすめできません。

生野菜や果物中心の食事を始めたばかりの頃は、一時的に体が冷えやすくなることがあります。そんなときは、お茶に黒酢を少し入れて飲んでみてください。この温熱効果はサーモメーターで証明済みです。

結果的には、酵素食を続けていくうちに、毛細血管の血流がよくなり、しだいに冷えにくい体質になっていきます。

酵素を効率的に摂取する食べ方の工夫

◎鶴見式「酵素ジュース」のつくり方

「酵素をもっとたくさん摂る方法はありますか？」

ときどきこんなふうに聞かれることがあります。

生野菜や果物から摂る食物酵素を2倍、3倍に増やす方法が、じつはあります。

それは、すりおろして食べることです。

細胞内の酵素はそのまま便として体外に出てしまうこともあるのですが、すりおろすことで細胞膜が破れ、閉じ込められていた酵素が細胞外に出てくるので、体内に吸収される酵素の量はぐんと増えることになります。

消化もよくなり、消化酵素が節約されるため、代謝酵素の働きが活発になって、体調もアップします。

「すりおろし」にとくにおすすめなのは、大根です。大根には、消化酵素アミラーゼをはじめ、100種類を超える酵素があり、ビタミンCやミネラルも豊富です。

さらに、強力な抗酸化力を持ち、抗ガン作用、殺菌作用のほか、血液をサラサラにする働きもあるイソチオシアネートというファイトケミカル（140ページ参照）も多く含まれています。

これらの物質は、すりおろすことでいっそう効果が高まります。

胃の悪い人は、ジャガイモ、大根、ショウガの「おろし」がたいへん効果的です。ジャガイモはもちろん、芽を取り、皮をむいてからおろします。これが意外や意外、胃潰瘍や胃炎の特効薬になるので驚きです。量の目安は、ジャガイモ一個、大根は3センチ、ショウガはほんの少々と考えてください。

そして、すりおろして食べる果物といえば、なんといってもリンゴでしょう。子どもの頃、病気になったときにすりおろしたリンゴを食べた方も少なくないと思います。

すりおろしは、野菜や果物が持っている酵素と栄養素を最大限に摂り入れることが

「すりおろし」で酵素を摂る量アップ！

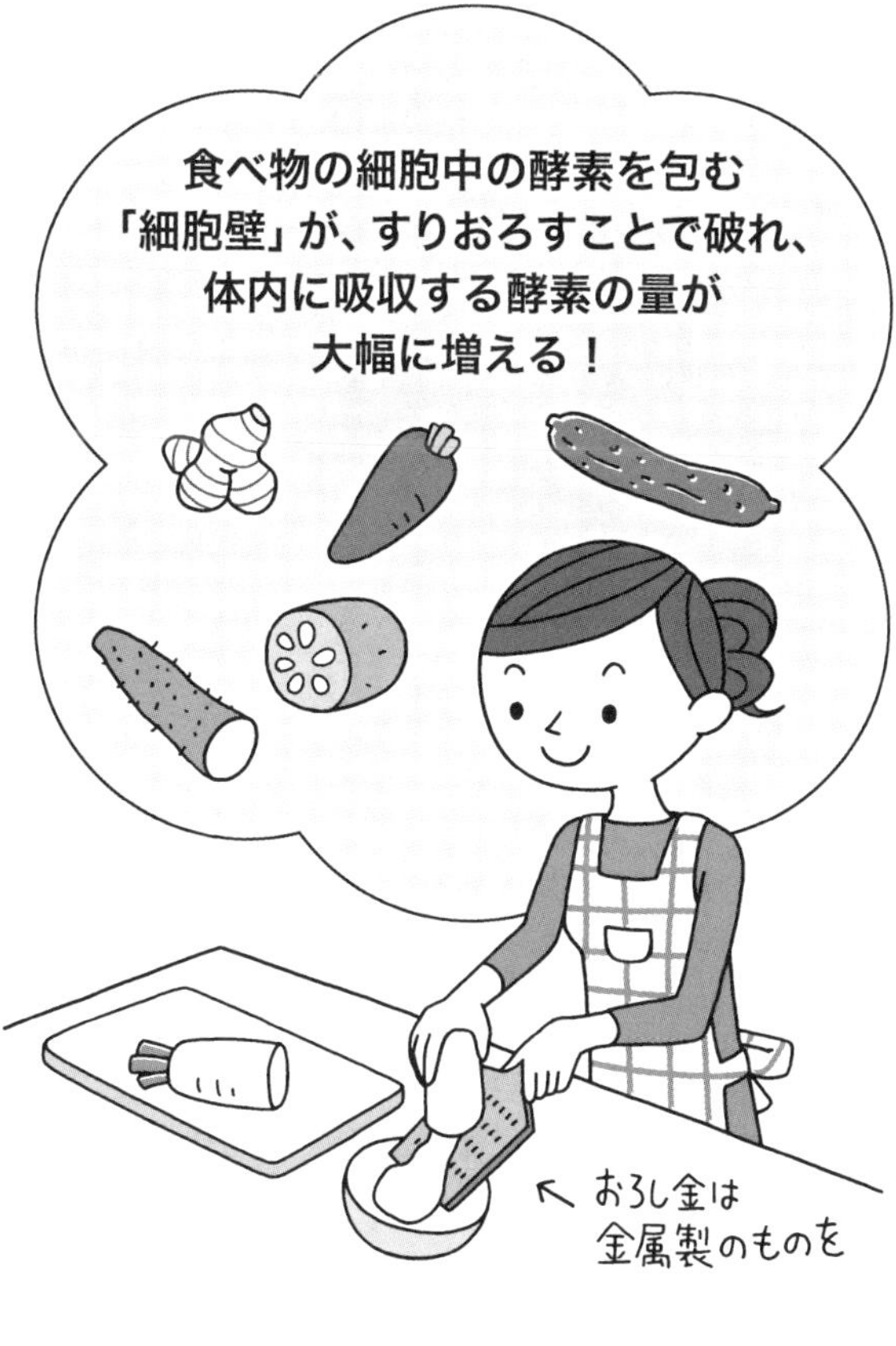
食べ物の細胞中の酵素を包む
「細胞壁」が、すりおろすことで破れ、
体内に吸収する酵素の量が
大幅に増える！
おろし金は
金属製のものを

できる、非常にすばらしい食べ方です。

おろし金は金属製のもののほうが栄養素をしっかりと取り出してくれます。

酵素を手軽にたくさん摂るにはジュースにするのもいいですね。

すりおろしと同様、ジュースにすると、野菜や果物の細胞が壊れて、酵素が吸収しやすくなります。

ジュースがいいのは、いろいろな野菜や果物を組み合わせることで、栄養素のバランスがとりやすくなり、味の調節ができるところです。

参考までに、私がよく飲むスタミナジュースを紹介しておきましょう。

①ベースはニンジンとバナナ。

②季節の野菜や果物（キュウリ、トマト、リンゴ、ミカンなど）を好みで加える。

③豆乳とスプーン一杯の黒酢を入れて、あとはジューサーにかければ出来上がり。

ハチミツ、羅漢果（中国原産の甘味植物）などを加えてもおいしく召し上がれます。

アルギニンやトリプトファンなどのアミノ酸、抗酸化ビタミンやファイトケミカルもいっぱい摂れて、自律神経のバランスが整い、血液サラサラ、滋養強壮にも効果の高いジュースです。

ミキサーや高速ジューサーは酵素自体を壊しやすいので、ジュースをつくるときは低速ジューサーを使い、しぼりかすも一緒に摂るようにしましょう。

すりおろしも、ジュースも、酸化しやすくなりますので、つくったら時間をおかないことが大切です。

お酒の飲みすぎで酵素はどんどん減る

◎アルコールの分解でも体は疲れている

夏の夕暮れの生ビール。

せいいっぱい働いた一日をしめくくる晩酌。

お酒を飲まれる方にとっては、これ以上ない至福のひとときだと思います。

ストレス解消にもなり、血行もよくなる。「酒は百薬の長」と言われるゆえんです。

ただし、それはあくまで適量ならばの話。

飲みすぎると体内の酵素を大量に無駄遣いし、代謝を下げて、生活習慣病やガンなど、多くの病気を引き起こします。

お酒は肝臓のアルコール分解酵素によって処理されますが、その過程でアセトアルデヒドという物質が生じます。

アセトアルデヒドには強い毒性があり、頭痛や吐き気を引き起こします。アセトアルデヒドが十分に分解されず、体の中に残ってしまうと二日酔いになるのです。

アセトアルデヒドを分解するのも酵素です。

飲めない体質の人がお酒を飲めば、体に大きな負担となるのはもちろんですが、たとえ飲める体質であっても、好きなだけ飲んでいいことにはなりません。

説明したように、お酒を分解するのは酵素ですから、飲めば飲むだけ潜在酵素が減っていくことになります。

◎お酒はどのくらいを目安に飲めばいいか

人は潜在酵素の量が多ければ多いほど健康でいられるのですから、お酒の飲みすぎは、命を縮めているのと同じです。

お酒の分解能力は人によって異なりますが、**1日あたり、日本酒なら1合、ビールは大びん1本、ウイスキーはダブルで1杯、ワインならボトル3分の1本程度が適量と言われています。**

そうはいっても、お酒は人間関係の潤滑油でもあります。仲間と飲みに行って、一合でおしまいというのは現実的には難しいかもしれませんね。

そういう場合は、一週間で帳尻を合わせることをおすすめします。飲みすぎた日があれば、休肝日を増やして、一週間で適量の範囲内に収めるようにするのです。

お酒が「百薬の長」となるか、「毒薬」となるかは、あなたの心がけしだいです。

食べる順番によって、体内酵素に影響が

◎同じものを食べていても雲泥の差！

あなたは好きなものから食べる派ですか、それとも、好きなものは最後にとっておく派ですか。

これまでどちらの流派だったかはともかく、これからは、「生野菜から食べる派」に属することをおすすめします。

体内酵素を大幅に節約できる食事のコツ、それは、生野菜や果物を先に食べることです。

スポーツの前には、軽く体を動かしたり、ストレッチをしたりしますね。急に激しい運動をすると、筋肉や関節を痛めたり、怪我のもとだからです。

なのに、なぜか食事の場合は、なにも気にせず、肉や油ものなど、自分の好きなものから食べ始める方が少なくないようです。

まさに「腹も身の内」で、いきなり、がっつり、こってりの食物を受け入れるのは、胃腸にとってはかなり大きな負担となります。

生野菜や果物には酵素がたっぷりと含まれています。その酵素でまずは自身を「事前消化」するので、胃腸にほとんど負担がかかりません。「これから食事をしますよ」と、胃腸に準備をうながすには、うってつけの食物なのです。

炭水化物やタンパク質に比べて胃を通過するのが早いので、続いて入ってくる食物が渋滞を起こすこともありません。

先に腸に到着した生野菜や果物は、持っている酵素で後から来る加熱料理の消化を助けるので、消化酵素の節約になります。

さらに、豊富な食物繊維が油を吸着して、体内に吸収されるコレステロールの量も抑えてくれます。

同じものを食べても、消化管という一本の管の中に、先に何を通すかで、消化にか

かる時間や使われる酵素の量までがまったく変わってくるのです。

ちょっとしたことですが、この食事習慣が身についているかどうかで、長い年月のあいだには、潜在酵素の量にも大きな差が出てくることになります。

潜在酵素の量は、体の活力や免疫力に直結しています。

酵素を節約する食事法をぜひ実行してください。

「脚の筋肉」を意識的に使おう

◎〝歩く習慣〟はバカにできない

ふだん十分に体を動かしていますか？

健康で元気に生活していくためには、やはり適度な運動が欠かせません。

わかってはいても、運動習慣はなかなか身につかないものです。

そこでおすすめしたいのがウォーキングです。ジムなどに行く必要もなく、お金もかからず、誰でも、今日からでも始められます。

ウォーキングは心肺機能を高め、糖や脂肪を燃やしてくれますので、生活習慣病や肥満の予防・改善になります。

理想を言えば、1日1万歩、時間にして1時間以上ということになりますが、**1回30分程度、週に2～3回歩くことができれば、みるみる体調がよくなっていくのが実感できるはずです。**

どうしても時間がない人は、通勤のときにひと駅分歩いたり、できるだけ階段を使うように心がけましょう。

いつもよりもやや大股で、少し速足で歩くようにするのがポイントです。

脚の筋肉を使うと、それがポンプの役割をして、血液が心臓にスムーズに戻るので、血流がアップします。新陳代謝が活発になり、老廃物が汗となって排出されやすくなるのでデトックス効果も期待できます。ホルモンバランスが整って、脳の働きもよくなり、うつ病の予防・改善にも効果があります。

私自身も、原稿に行きづまると、よく散歩に出かけます。脚をしっかり動かすと、いいアイデアも浮かびやすくなるのです。

日光を浴びると、体内でビタミンDがつくられます。

ビタミンDは、骨を丈夫にし、糖尿病や高血圧、ガンの予防にも効果がありますので、日差しを浴びながら歩くことをおすすめします。

このようにウォーキングはいいことずくめのうえ、適度な疲労をもたらしてくれるので、夜もよく眠れるようになります。

激しい運動は活性酸素を増やし、かえって老化を早めることもあります。ウォーキングはその点でも本当にちょうどよい運動なのです。

また、ふくらはぎをもんだり叩いたりすることも非常にいい健康法。ふくらはぎは「第二の心臓」とも言われ、血を還元する場所でたいへん重要な筋肉なのです。ここはよくもむようにしましょう。

「笑い」がストレスに負けない体をつくる

◎こんなことが、自然治癒力を目覚めさせた

不安や心配ごとがあると、胃が痛くなったり、お腹をこわしたりすることがありますね。動悸がしたり、胸が苦しくなるという人もいるでしょう。

ストレスは悪玉菌を増やして腸内環境を悪化させます。自律神経のリズムを狂わせ、活性酸素を発生させて、体内酵素も減らします。

ストレスを受けると、わずか数分で免疫細胞の働きが弱まってしまうと言われており、心臓病やガンなど、命に関わる病気になってしまうこともあります。

いかにストレスをためこまないようにするか、いかにストレスを解消するかは、食生活とならんで、健康を守っていくうえで、非常に大切なことです。

スポーツや趣味を楽しむ、映画や音楽を鑑賞する、友人と会う、自然の中を散策するなど、生活を豊かにし、気持ちを切り替える機会をできるだけ多く持つようにしましょう。

趣味がないという方や、仕事が忙しすぎて時間がないという方でも、いつでもできて、効果絶大な、とっておきのストレス解消法をお教えしましょう。それは、笑うことです。

英語に〝Laughter is the best medicine.〟ということわざがあります。直訳すれば、「笑うことが一番の薬」です。

笑いは、ストレスを発散させ、免疫力を高めてくれます。

アメリカのジャーナリスト、ノーマン・カズンズは、50歳のとき、強烈なストレスのせいで、首から下がまったく動かなくなりました。

薬漬け、点滴漬けの入院生活ではいっこうに病状が改善しないことを悟ったカズンズは、飲んでいた大量の薬をすべて捨ててしまいました。そして、ホテルの一室を借りきって、コメディ映画やお笑い番組を来る日も来る日も見続けたのです。

すると、8日後には手の指が動くようになり、数カ月後には、なんと完治してしまったのです。回復の見込みは限りなくゼロに近いと言われた難病を、笑うことで克服したのでした。

ノーマン・カズンズは『笑いと治癒力』（岩波現代文庫）などの本を書いて、笑いに秘められた力を伝えていきました。

彼の経験がひとつのきっかけとなって、笑いの効果がさまざまに研究されるようになり、ＮＫ細胞をはじめとする免疫細胞が、笑うことで活性化することが確かめられたのです。

さらに最近の研究によると、**笑いには血糖値の上昇を抑える効果もあることがわかってきています。**

「おかしくもないのに笑えない」という方もいらっしゃるかもしれません。しかし、笑ったふりでも十分に効果はあるとされていますので、どんどん笑うようにしましょう。笑う門には「健康」という最高の福がやって来るのです。

しっかり眠って酵素をきちんとチャージする

◎快眠ホルモンを分泌させるには

最近、ちゃんと眠れていますか?

健康にとって睡眠が非常に大切であることは言うまでもないでしょう。

でも、なぜ睡眠が大事なのか、ちゃんと理解されている方は少ないかもしれません。

睡眠の役割は、頭と体を休めるだけではありません。眠っているあいだには命と健康を保っていくための、さまざまな代謝活動が行なわれているのです。

まずは、体じゅうの細胞や組織の点検・補修があげられます。傷んでいるところを元どおりにしたり、新しい細胞に入れ替えたりということですね。

さまざまなホルモンがつくられるのも、ヘルパーT細胞やNK細胞などの免疫細胞が盛んに仕事をするのも睡眠中です。そしてなにより、翌日の消化や代謝に使われる体内酵素がチャージ（補充）されているのです。

つまり、**きちんと眠らないと、新陳代謝がとどこおり、免疫力も弱まるうえに、酵素も足りなくなって、病気になりやすい体になってしまう**のです。

これらの作業を十分に行なうためには、7～8時間は眠りたいところです。

睡眠ホルモンであるメラトニンは、夜になると増えていき、深夜にかけて分泌量がピークを迎え、明け方にかけて減っていきます。

また、8時間寝ればいいというわけではありません。同じ8時間でも、午後11時から朝7時まで眠るのと、午前4時からお昼まで眠るのとでは、睡眠の質がまったく異なってくるのです。

◎良質な睡眠をとるためのポイント

良質な睡眠をとるには次のようなことが大切です。

●遅くまで仕事をしない……眠りは、心と体をリラックスさせる副交感神経が優位にならないと訪れません。遅くまで仕事をしていては、仕事モードの交感神経から副交感神経への切り替えがうまくいきません。

●夜はパソコンやメールを見るのをひかえる……パソコンやスマートフォンなどの強い光は、交感神経を刺激して、体を眠りから遠ざけてしまいます。

●午前0時前には布団に入る……人間本来の生理リズムに合わせて眠ることで、睡眠の効果が高まります。

●食べすぎや、遅い時間の食事を避ける……胃腸を休めて消化酵素の働きを抑え、その分を代謝酵素にまわすことで体のメンテナンスがしっかり行なえます。

また、眠るためにお酒を飲むのはおすすめできません。アルコールを飲みすぎると、一度は眠っても途中で目が覚めてしまい、レム睡眠（浅い睡眠）とノンレム睡眠（深い睡眠）のリズムが乱れて睡眠の質が低下します。

●午前中にウォーキングをする。

●オリゴ糖や食物繊維、生食を増やし、腸内を乳酸菌だらけにして、セロトニン

（メラトニンの原料）を活性化する。

よく眠るには、生野菜、果物、発酵食品などから酵素をたっぷりと摂ることです。

眠りをもたらすメラトニンは、セロトニンというホルモンからつくられますが、セロトニンを増やしてくれるのは腸内の善玉菌だからです。

酵素食で善玉菌が元気になると、メラトニンの働きが高まります。

睡眠は健康な生活の柱であり、自然な眠りに導いてくれるのもまた酵素なのです。

人間にそなわった「体のリズム」に逆らわない

◎深夜の食事が体に悪いのは、なぜ？

人間の体には生理リズムがあります。その生理リズムに沿って生活をすれば、酵素の働きや免疫力、自然治癒力を最大限まで高めることができます。

「ナチュラル・ハイジーン」は、19世紀のアメリカで、投薬や手術などの対症療法中心の医療に疑問を抱いた医師たちによって生みだされた健康理論です。

健康の維持・増進には、自然と調和した生活を送ることがもっとも大切であるとする考え方で、酵素栄養学的に見ても理にかなったものです。

ナチュラル・ハイジーンでは、人間にそなわった生理リズムとして、一日は次の三つの時間帯に分かれるとしています。

①排泄の時間（午前4時〜昼12時）
②栄養補給と消化の時間（昼12時〜午後8時）
③吸収と代謝の時間（午後8時〜午前4時）

①は、体内の毒素、栄養分を吸収し終わったあとの食物の残りカスなどを、便や尿として体の外に出しきる時間帯です。

このリズムに近づけた生活をしよう

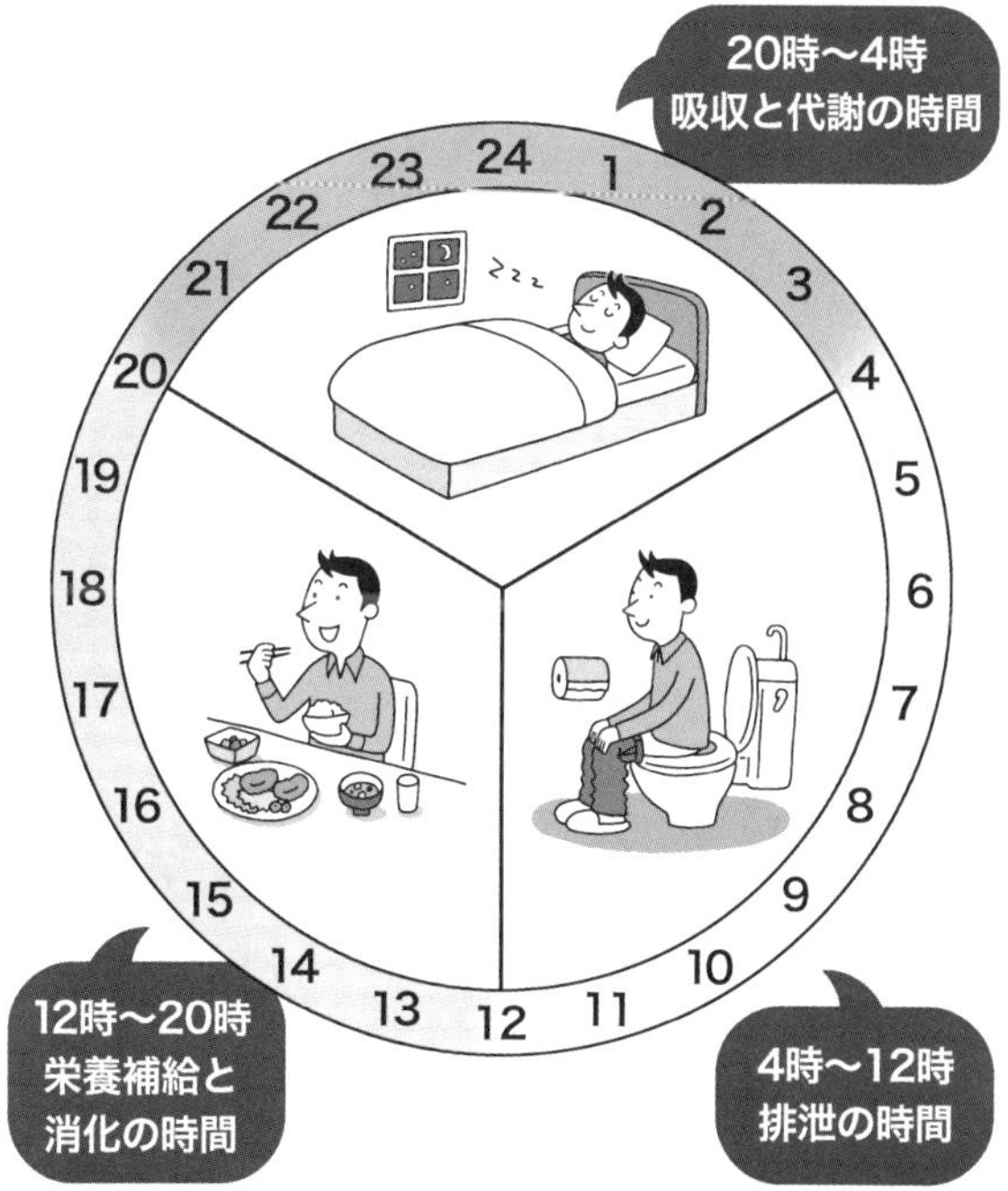

「酵素栄養学」では24時間を約3分割した生理的リズムがあると考える。これに沿って行動することが、健康体や長寿に欠かせない。

不要なものをしっかりと体外に出すのは非常に大切なことです。これがうまくいかないと、体に毒素がたまって病気を引き起こしてしまうからです。

排泄に重きを置くべき時間帯であり、このときにたくさん食べてしまうと、体のリズムが乱れます。

お通じが毎朝あれば、体にこの生理リズムが入っているということです。

②は、食事を摂るのにもっとも適した時間帯です。胃や腸をはじめ、内臓の働きも活発になります。

昼食はもちろん、夕食もこの時間帯のうちに食べるようにしましょう。

③では、②で摂った栄養素が体内に摂り込まれ、それが体じゅうの組織や細胞に運ばれて盛んに新陳代謝が行なわれます。

酵素やホルモンの産生や、免疫細胞の活性を高めて、丈夫な体をつくるには、この時間帯に大きく重なるように睡眠をとらなくてはなりません。

深夜の食事や飲酒、夜更かしなどは、生理リズムが消化活動から代謝活動へ切り替わるのをさまたげ、酵素を無駄遣いして、免疫力を低下させてしまいます。

夜はぐっすりと眠り、朝日とともに起きる生活が、人間にとってもっとも自然で、体に無理のないものなのです。

◎朝食は食べなくてもよい

「朝から固形物は欲しくない」「体に悪いと思って無理して朝食を食べている」

こういう方は多いと思います。じつは朝に食欲がないのは、体の自然な反応であることが多いのです。昼食や夕食をきちんと食べられるのであれば、体調面の問題はないと考えていいでしょう。

人間本来の生理リズムからすると、朝は排泄の時間です。胃腸は半ば眠っている状態です。体の中にある不要なものを、便としてまずしっかりと出しておかなくては、胃腸をはじめとする各臓器も準備がととのわず、新たな一日をスムーズに始めることはできません。

こんな時間帯に物をたくさん食べるということは、臓器に大きな負担がかかり、ろくなことがなく、病気を生産しているようなものです。それゆえ、欲しくなければ、朝食は食べなくてもかまわないのです。

朝食を食べるにしても、酵素がたっぷりと含まれていて、胃腸にやさしい生野菜や果物だけで十分です。果物と野菜のジュースでもいいでしょう。

酵素がない加熱した食事を朝から摂ると、なおさら体には負担となります。

英語で朝食は「breakfast」と言いますが、「fast」には「断食」という意味があります。一晩何も食べない状態（fast）を破る（break）のが朝食であり、断食後すぐに胃腸をめいっぱい働かせていいはずがありません。

健康の秘訣は、体内の酵素を消化に使いすぎず、代謝活動にできるだけ多くまわせるようにすることです。

一日二食にして、夜8時までに夕食を済ませると、翌日の昼まで、十数時間は胃腸を休ませることができ、消化酵素を大幅に節約することができます。

朝からしっかり食べるのは、生理リズムを乱すことになり、かえって健康によくないのです。

体にいい食べ物も、調理法しだいで毒に

◎「ゆでる」「焼く」「蒸す」……おすすめの順番とは

「何を食べるか」「どんな順番で食べるか」とならんで、食生活で非常に大事なのが「どうやって食べるか」です。

どうやって食べるか、つまり「調理法」によって、同じものを食べても、健康に役立つ食べ物になったり、老化を早める食べ物になったり、毒になったりもします。

何度も述べてきたように、いちばんおすすめの食べ方は「生」です。

野菜だけでなく、たとえば魚も生＝お刺身で食べることで、酵素をたっぷりと摂ることができます。

生の食べ物は自身が持っている酵素でみずからを「事前消化」してくれるため、胃

腸にかかる負担も少なく、消化酵素を大幅に節約することができます。

代謝にまわせる体内の酵素が増え、体調もよくなり、免疫力も高まります。

次におすすめなのは「蒸す」です。酵素が壊れにくく、体を老化させる原因となる「糖化」も起こりにくい食べ方です。

「蒸す」以下は、「ゆでる・煮る」→「焼く」→「揚げる」の順で、酵素の働きが失われたり、糖化が進むことになります。

なかでも、焼く、揚げるは、酵素がゼロになるうえに、激しく糖化が起こる、できるだけ避けたい調理法です。

焼き魚、ステーキ、唐揚げなど、こんがりと香ばしい「焼き目」「こげ目」は食欲をそそりますが、これは食材中のタンパク質と糖が化学反応を起こして褐色に変化しているためで、この現象こそが糖化です。

糖化した食べ物はガンや生活習慣病のリスクを高め、シミやシワを増やします。

また、焼いたり、揚げたりすると、発ガン物質であるアクリルアミドも発生しやすくなります。

魚や肉なら、さっと湯に通す「しゃぶしゃぶ」が、糖化も起こりにくく、アクリルアミドもできにくい、体にいい食べ方です。

酵素や栄養素をたくさん摂れるように、おいしく健康に食べられる調理法を食材に合わせて工夫してみましょう。

「過食」「食即寝」「夜食」は若さと健康を奪う

◎ついやってしまうからこそ、気をつけたい！

好きなだけ食べて飲んで、お腹いっぱいになったら寝て、お腹がすいたら夜中だろうがかまわずにまた食べる。

こう書くと、まるで〝お大尽〟の生活ですが、よく考えると心当たりはないでしょうか。

食べすぎは体内の酵素を減らし、代謝を低下させて、免疫力を弱めます。

「腹八分目に医者いらず」と言いますが、私は腹六分目〜七分目くらいがちょうどいいと考えています。

インドの伝統医学であるアーユルヴェーダでも「胃の3分の1が食べ物、3分の1が飲み物、3分の1が空間」になるように食べるのがよいとされています。やはりだいたい「腹六分目」なのです。

◎少食は「長寿遺伝子」をオンにする

少食はアンチエイジングにも効果があることがわかってきています。

最近の研究で、摂取カロリーを抑えることによって「サーチュイン遺伝子」という長寿遺伝子のスイッチがオンになることが発見されたのです。この遺伝子がつくり出す酵素が次々に反応を引き起こし、ミトコンドリアや免疫細胞などに働きかけて、最終的に１００通りにもおよぶ方法で老化を遅らせると言われます。

これを裏付ける、アメリカのウィスコンシン大学で20年にわたって行なわれた有名な実験があります。

アカゲザルを二つのグループに分け、一方にはふつうのエサを与え、もう一方にはビタミンなどの栄養素はそのままに、カロリーを30パーセント制限したエサを与えました。

その結果、ふつうのエサのグループは毛が抜け落ち、シワが増え、動きもにぶくなって、明らかに老化したのに対し、カロリー制限したグループは、体型も変わらず、シワもなく、毛はふさふさで、動きも素早いままだったのです。

少食が老化を防ぎ、寿命を延ばす方向に作用するのに対して、食べすぎは活性酸素を増やし、シミやシワをつくり出して若さを確実に奪っていきます。

食べすぎると、もともとの消化酵素だけでは足りなくなり、本来は代謝用の酵素まで消化作業にまわされます。そのため代謝がおろそかになって抵抗力が弱まるうえ、消化しきれなかった食物が腐敗すると悪玉菌が増えて、腸内環境が悪化します。

食べてすぐ寝る「食即寝」もよくありません。眠っているあいだは胃の働きが低下するため、よく消化されないままの食物がピロリ菌などを増やし、胃炎や胃潰瘍の原因となります。

夜食も当然、大問題です。午後8時頃から明け方にかけては、人間の自然な生理リズムでは「吸収と代謝」の時間帯です。

夜遅くに食べると、この生理リズムが乱れます。消化不良を起こしやすいうえ、体の働きを混乱させて、消化酵素や代謝酵素の無駄遣いにつながります。腸が休まらないので免疫力が落ち、体調不良や病気をまねきます。

いつまでも若々しく、元気で長生きするには、「食べすぎ」「食即寝」「夜食」を厳に慎まなければなりません。

半断食（酵素ファスティング）は、全身の大そうじ

◎「内臓の汚れ」をきれいに取り去ろう

「あぁ、この汚れさえ落とせればすっきりするのに！」

たとえば、台所やトイレなど水まわりの汚れを見て、そんなふうに思ったことはありませんか？

家の中と同じように、生活していれば体にも少しずつ簡単には落ちない汚れがたまっていきます。

ほとんどの病気の根本原因は、腸の汚れにあります。

食生活や生活習慣が乱れると、とくに腸が汚れやすくなります。

腸の汚れは血液の汚れにつながります。

そして、汚れた血液は体の隅々にまで毒素を運んでいってしまいます。

こうして全身の細胞に、コレステロール、中性脂肪、プラーク（垢）、真菌（カビ）、病原菌や白血球の死骸など、体内の汚れという汚れがたまっていきます。

一つひとつの細胞に宿便がたまっているようなもので、私はこれを「細胞便秘」と呼んでいます。細胞便秘は万病のもとであり、肥満症の人は、とくにひどい細胞便秘を起こしています。

◎「酵素食」を取り入れながら、半断食をしてみる

この全身の細胞の汚れを大そうじして、いい細胞に生まれ変わらせる唯一の方法がファスティング（半断食）です。

ファスティングは腸の汚れと疲れを回復して、すべての内臓をオーバーホール（細部まできれいにして新品に生まれ変わらせること）してくれます。

フランスではファスティングは「メスのいらない手術」と呼ばれており、病気の治

療法としても高く評価されています。私のクリニックでも患者さんには必ず実行してもらっています。

私が治療に用いているファスティングは、酵素食を取り入れた「半断食」です。朝、昼、晩と、少量の野菜や果物を摂りながら行なうもので、完全な断食とは異なる、体にやさしい方法です。

「酵素ファスティング」の効能をあげておきます。

・潜在酵素が温存される
・腸をはじめ、内臓を休ませることができる
・腸内がきれいになる
・血液がきれいになり、血流がよくなる
・免疫力が上がる
・体にたまった毒素が排泄される
・体のこりや痛みがとれる
・呼吸器、循環器の働きがよくなる

・眠りが深くなり、目覚めがよくなる

これらの効能により、代謝が活発になり、病気の予防・改善に大きな効果があります。次項に具体的な方法を紹介しておきますので、ぜひ実行してみてください。

自分でできる半断食の具体的なやり方

◎体がフッと軽くなるのを実感！

「酵素ファスティング」は、腸の汚れをとり、血液をサラサラにして、免疫力をアップさせ、薬のいらない健康な体をつくってくれます。

その効果は目覚ましく、体の奥深いところにまで入り込んでこびりつき、決してとれなかった疲れ、オリ、よどみのようなものが、きれいさっぱりと抜けていき、細胞の一つひとつが軽くなるように、明らかに体調がよくなるのが実感できるはずです。

ただし、ファスティングは適切な方法で行なうことが大切で、時間や回数を増やしたからといって効果が高まるものではありません。かえって体を弱らせかねないので、絶対に無理は禁物です。

ここでは「半日コース」「一日コース」、そして少しだけ本格的な「二日半コース」の三つを紹介します。

これ以上長期間におよぶファスティングは、必ず医師の指導のもとで行なってください。

◎ファスティングを行なう場合の注意点

ファスティングを行なう場合の注意点は次の三つです。
①十分な水分補給……ミネラルウォーターなどの良質な水をたっぷり摂りましょう。代謝がよくなり、体内の毒素が、汗や尿、便として排出されやすくなります。

②ファスティング前後の食事に気をつける……前日の夕食は酵素が豊富な生野菜や果物を中心にし、量はひかえめに。ファスティング後の二食も、生野菜や果物のジュース、すりおろしなど、消化がよく胃腸に負担がかからないものに。その後、少しずつ通常の食事に戻していきます。

③好転反応にあわてない……好転反応とは、一時的に、頭痛、吐き気、めまい、肩こり、腰痛などが起こることです。細胞内にたまっていた毒素が血液中に流れ込むためで、細胞便秘のひどい人ほど、症状が強く出ます。

ここに紹介するのは初心者向けなので、好転反応の心配はまずありませんが、ファスティングであることに変わりはありません。絶対に自己流で行なわないでください。

●半日コース（目標：週に1回）

前日の夜7時までに夕食を終わらせ、翌日の昼まで食事をしないプチ断食です。摂っていいのは良質の水のみ。朝食を一回抜くだけで、何も食べずに17時間過ごすことになります。胃腸が休まり、消化酵素の節約になります。

●一日コース（目標：月に2回）

24時間のファスティングで胃腸もきれいになり、体内の毒出しもできます。果物には良質の糖分と水分が含まれています。梅干しはクエン酸が豊富で、疲労回復効果があります。

朝……果物を1～2種類（バナナ1本、リンゴ半分など）と、生野菜を1～2種類（トマト1個、キュウリ1本など）にドレッシング（しょうゆと黒酢を少々、亜麻仁油大さじ1、好みでみそを少々）。

昼……梅干し1個。

夕……朝と同じ（野菜の種類を変えるとなおよい）。

●二日半コース（目標：月に1回）

金曜の夜から月曜の朝まで、週末を使えば行ないやすいと思います。血液もサラサラになって血行もよくなり、頭も体もすっきりしているはずです。しっかりと良質の水を飲むことを忘れずに。

1日夕……梅干し1個。野菜すりおろし（大根約8センチ、ニンジン2分の1本、ショウガ約3センチ。以下同じ）にドレッシング（一日コース朝のドレッシング参照。以下同じ）。

2日朝……梅干し1個。野菜すりおろしにドレッシング。果物を1種類（バナナ1本、リンゴ半分など）。

2日昼……梅干し1個。野菜すりおろしにドレッシング。

2日夜……梅干し1個。野菜すりおろしにドレッシング。

3日朝・昼・夜……2日と同じ。

4日朝……梅干し1個。野菜すりおろしにドレッシング。果物を1～2種類、または、リンゴすりおろし。

メニューの中の「野菜すりおろし」は、適宜、「数種の生野菜のサラダ」「野菜スティック（ショウガのかわりにキュウリなど）」「野菜と果物の生ジュース（200～400ミリリットル。食物繊維も一緒に）」のどれかに変えてもかまいません。

健康管理は、いい便を出すことから

◎体から出ているメッセージを見逃すな

今日はお通じがありましたか？

便は、あなたの健康状態をチェックする、もっとも簡単で確実な方法です。

いい便なら、あなたは健康そのものです。

量が少なかったり、便秘気味だったり、軟便や下痢なら、要注意。残念ながら健康とは言えません。おならが臭いのも、腸の調子が悪いサインです。

腸内で酵素や腸内細菌が活発に働いていれば、消化もきちんと行なわれ、免疫力も高く保たれて、腸の中もきれいです。腸がきれいなら、血液もサラサラになり、細胞や内臓にも栄養素がしっかりと届きます。

腸が汚れていると、血液も汚れ、それが全身をめぐって病気をつくり出すことは、何度もお伝えしたとおりです。

今、腸がどんな状態にあるか、それがはっきりと表われるのが便です。便はまさに腸からの「便り」であり、健康状態が書かれた「連絡帳」ならぬ「連絡腸」のようなものなのです。

◎「いい便」とは、どんな便？

いい便とは次のようなものです。

●1日1回以上、スムーズに出る……必ず毎日出ることが大切です。一日でも便を出さないと、腸の中は加速度的に腐敗していきます。

●バナナくらいの太さ……ころころした便、細い便は腸の動きがよくありません。

●黄色がかっている……腸内が本来の弱酸性に保たれている証拠です。悪玉菌が増え、アルカリ性に傾くにしたがって、茶褐色から黒褐色になっていきます。

●便が浮く……沈む便は腸内が腐敗しています。腐敗菌の比重が多いからです。
●におわない……極端に臭い便は、腸内腐敗が進んでいます。

腸内の腐敗は悪玉菌が増えることが原因です。

健康な人の便は、水分をのぞいた半分が腸内細菌とその死骸と言われています。便量の少ない人の腸には、排泄されない腸内細菌が悪玉菌となって残っています。

とくに便秘は、便が腸内にとどまることで悪玉菌が大暴れするのに絶好の環境をつくり出し、大量に発生した有害物質が血液に吸収されて、難病や生活習慣病、アレルギーなどの原因となります。

便は健康のバロメーターであると同時に、いい便が出るように食生活を見直していけば、自然に健康になることができるわけです。

いい便を出すには、野菜や果物で、たっぷりの酵素と、善玉菌の栄養源である食物繊維をしっかりと摂るようにすることです。

毎日欠かさず「連絡腸」をチェックして、健康管理に役立ててください。

5章

薬に頼らず、自分で不調を治す法

個々の病気を、酵素が予防・改善する

◎薬を使わずに、その不調は治ります

本章では、酵素の力で、かぜから生活習慣病まで、病気ごとにどのように治していくかを具体的にご紹介します。

あらゆる病気は腸内環境の悪化から起こってきます。

そして、腸の調子を整えて、病気を治してくれるのは酵素です。

ここで病気がどのように起こってくるかを、もう一度整理しておきましょう。

①食生活や生活習慣の乱れ、ストレス ↓ ②消化不良で腸内に悪玉菌が増える ↓ ③腸が炎症を起こし、毒素や未消化物が体内に吸収される ↓ ④血液が汚れ、栄養素や酸素が体の隅々まで行き渡らなくなる ↓ ⑤活性酸素が発生し、細胞や臓器を傷め

つける → ⑥さまざまな病気が発生する

病気の予防・改善は、酵素をたっぷり摂って、腸を元気にし、血液をきれいにして、免疫力を高めることに尽きます。

薬を飲むよりも、食生活をよくすることが第一であり、同時に、生活習慣を見直すことが大切です。

それぞれの病気を予防し、治していくときに、とくに大事なことを〈予防・改善のポイント〉にまとめましたので、よく読んでしっかりと取り組んでください。

「ファスティング（半断食）」「体を温める（足湯、半身浴）」「睡眠を十分にとる」「ウォーキング」は、〈予防・改善のポイント〉にあげていない場合でも、積極的にどんどん行なってください（ファスティングは4章に書いた方法を守り、絶対に無理はしないこと）。

これらは酵素の働きを高め、免疫力、自然治癒力のアップにたいへん大きな効果があります。

ストレスをためないことも非常に重要です。ストレスは万病を引き起こす活性酸素を発生させます。

また、お酒を飲みすぎない、タバコを吸わない、の二つは最低限守ってください。お酒とタバコは、健康のためのあらゆる努力を水の泡にします。

急性・救急以外の病気には薬はもともと不要（心臓病やI型糖尿病など例外もある）なものです。薬は酵素を減らし、免疫力を弱めて新たな病気をつくり出します。

生野菜、果物、発酵食品といった酵素食中心の食生活を続けていけば、新陳代謝が活発になり、自然治癒力は高まって、病気の症状は必ず改善していきます。

生活習慣病の薬など、これまで常用してきた薬があって、急にやめるのは不安という方は、酵素食で体調が上向いていくのに合わせて薬の量を減らしていくなど、少しずつやめていけばいいと思います。

薬を飲んでいても、いなくても、食生活をよくしていくことは、体にとってはいいことばかり。実行しない手はありません。

酵素を増やせば体調はぐんぐんアップして、そもそも薬はまったく不要であったことを心の底から実感されることでしょう。

「便秘」のモヤモヤ感を解消するには

◎腸の動きをうながすよう、こんな働きかけを

便秘は、食生活や生活習慣の乱れ、冷えやストレスなどが原因となって、腸の動きがにぶくなることから起こってきます。

大腸に便がたまると、腸内に窒素酸化物などの有害物質が大量発生します。こうした物質が腸から吸収されると、血液がドロドロになり、動脈硬化、アレルギー、さまざまな難病など、多くの病気を引き起こします。

便秘は万病のもとであり、毎日、たっぷりと便を出すことが健康の基本です。

便秘薬は一度飲み始めると、また出なくなるのではという不安感からやめられなくなり、薬の刺激に腸が慣れて、飲む量が増えていくことになりがちです。

腸炎、吐き気、ショック症状などの副作用を起こすこともありますし、腸がますます動かなくなってしまい、結局は便秘を悪化させます。

大切なのは、食事、生活習慣、運動です。薬に頼らなくても便秘は簡単に治ります。


〈予防・改善のポイント〉

●食物繊維を摂る

とくに不溶性の食物繊維は水分を吸収すると何倍にも膨れ上がり、便量を増やして腸壁を刺激します。野菜、キノコ類、イモ類、豆類、穀類をしっかり摂りましょう。

大根やリンゴは食物繊維と酵素がたっぷりと含まれており、腸内を整えてくれる働きがあるのでおすすめです。おろして食べると整腸効果はさらに高まります。

●肉や砂糖をひかえる

動物性タンパク質と砂糖は、消化不良を起こしやすく、腸内の腐敗をまねいて、便秘になりやすい代表的な食品です。

●規則正しい生活を送る

体が本来の生理リズムを取り戻すと、自然と朝のうちに便意が起こります。①午後8時以降は食べない、②遅くとも午前0時までには布団に入る、③朝起きたら太陽の光を浴びる、といったことを心がけましょう。

●適度な運動をする

体を動かすことは、腸を刺激し、その働きを活発にします。週に3～4回、30分程度のウォーキングを行なえば、腸は見違えるように動きだします。

●ストレスをためない

ストレスをためると腸の動きが悪くなり、便もたまってしまうのです。

●よい脂を少し多めに摂る

よい脂は腸の潤滑油であり、便秘になったら水と一緒に多めに飲むこと。ツルっと出やすくなります。

●水を多く摂る

便秘は便に含まれる水分が少なくなって起こります。食物繊維や脂とともにやはり水を多く飲むことも重要です。

「ぜんそく」――発作のもとを断つ方法

◎腸の汚れをきれいにしてアレルギーを消す

ぜんそくは、気管支などの気道に炎症が起こるアレルギー疾患です。アレルギーの原因は、もとをただせば腸の汚れにあります。腸が汚れると、腸内の大分子や毒物が血液中に吸収され、それが全身をめぐってアレルギーを引き起こすのです。

ぜんそくの発作には気管支拡張剤やステロイドホルモン剤が主に使われますが、この薬は心臓に負担をかけます。急性の重い発作に用いられるステロイド剤は、炎症を抑える力は強いものの、免疫力を下げて新たな病気を引き起こし、突然死に至るケースもあります。

また、ぜんそくでは多くの場合、発作を抑える治療薬とは別に、長期管理薬（予防薬）が用いられます。近年は、副作用を減らすように工夫された長期管理薬もありますが、やはり、体におよぼす影響は小さくありません。

長期管理薬のひとつである吸入ステロイド剤は、気道に直接作用するため微量でも効果が大きく、全身に作用する錠剤等に比べて副作用が少ないとされています。

しかし、なかには内服のステロイド剤なみに、全身に強い影響をおよぼすものもあるので注意が必要です。

私の小児ぜんそくが毎日キャベツを大量に食べることによって治ったことは、3章でお話ししたとおりです。キャベツにたっぷり含まれている酵素や食物繊維のおかげで、腸内も血液もきれいになって私のぜんそくは治ったのだと考えられます。さらにいえば、キャベツなどのアブラナ科に存在するイソチオシアネートの力です。この成分は抗酸化作用があるうえに、気管支も拡張し、体をよくするのです。

ぜんそくを根治するもっとも有効な方法は、酵素食とファスティングで腸を整えて、アレルギーのもとを断つことです。

〈予防・改善のポイント〉

●酵素食を積極的に摂る

生野菜や果物、発酵食品から食物酵素をたっぷり摂りましょう。腸も血液もきれいになり、ぜんそくの起こりにくい体になります。

●食物繊維をしっかり摂る

食物繊維は、腸内の毒物を吸着して排出してくれます。また善玉菌の栄養源として腸内環境を整えます。

●動物性タンパク質、砂糖など、腸を腐敗させる食品をひかえる

腸の汚れは血液の汚れに直結します。動物性タンパク質や砂糖を摂りすぎると、腸内が荒れて、アレルギーを引き起こす毒物が体内に吸収されやすくなります。

●ファスティング（半断食）を行なう

腸内の大そうじであるファスティングは、ぜんそくにも大きな効果があります。定期的に行なうことによって、血液もサラサラになり、体調も改善します。

「うつ」は腸から出るホルモンの影響大

◎セロトニン不足を解消することが大切

うつ病は心の病と思われがちですが、じつは腸の健康が大きく関係しています。脳はもともと腸から生まれた器官であり、「脳腸相関」といって、脳と腸は互いに強く影響し合っています。

心配事やストレスから下痢や便秘になったりするように、腸が不健康だと精神的にも不調になるのです。

「セロトニン」は気持ちを落ち着かせ、安定させる作用のあるホルモンで、「幸せホルモン」「リラックスホルモン」とも呼ばれています。セロトニンが不足すると、不安を感じたり、悲しい気分になりやすく、うつ病の原因にもなります。

そのセロトニンの95パーセントは腸でつくられており、脳内で神経伝達物質として作用するセロトニンの材料も、腸から脳に届けられています。

腸の働きが低下していると、セロトニン不足が起こりやすくなります。

うつ病の治療薬は、セロトニンを活性化させるものがほとんどです。

しかし、脳内のセロトニンは、他の神経伝達物質とお互いに作用し合いながら、たいへん複雑な動きをしています。

薬でセロトニンだけを活性化させると、脳内物質のバランスが崩れ、頭痛、錯乱、幻覚、血圧の異常、意識低下、昏睡《こんすい》などが生じるセロトニン症候群を引き起こすことがあります。

抗うつ剤は、うつ病をかえって重症化させるうえ、依存性も強く、自殺念慮（自殺したいという気持ち）が生じることもあります。

人間の体は、セロトニンが不足しているから薬で増やせばいいというような、強引な対症療法でどうにかなるほど単純なものではありません。

セロトニンの活性を高め、うつ病を予防・改善するには、腸内環境を整えることと、規則正しい生活習慣、そして朝のウォーキングです。

〈予防・改善のポイント〉

●酵素食を摂り、腸内環境を整える

セロトニンの前駆体（脳内でセロトニンに合成される前段階の物質）を生成し、脳内に送り込んでいるのは腸内の善玉菌です。善玉菌の栄養源である食物繊維と、酵素をたっぷりと含んだ生野菜、果物、発酵食品をしっかり摂りましょう。

●大豆食品、ナッツ類、バナナを積極的に摂る

セロトニンの材料は、トリプトファンというアミノ酸です。トリプトファンは豆乳や納豆などの大豆製品、アーモンドやクルミなどのナッツ類に豊富に含まれます。

また、バナナはトリプトファンと、脳内でトリプトファンを合成するときに必要なビタミンB_6を同時に摂ることができる、とてもすぐれた抗うつ食品です。

●ファスティング（半断食）を行なう

腸を元気にしてくれるのは、なんといってもファスティングです。

●朝のウォーキング

セロトニンは朝日を浴びると、分泌が盛んになります。また、ウォーキングはセロトニンを活性化させることがわかっています。朝日を浴びながらウォーキングを行なえば、セロトニンの働きが高まり、気分はどんどん前向きになっていきます。

「不眠症」になっても、睡眠剤に頼る必要はない

◎いい食習慣と生活習慣をそろえること

睡眠不足が健康によくないのは確かですが、だからといって薬を飲めば、そのほうが体には害になります。

睡眠剤は依存症におちいりやすい薬です。使い続けると、しだいに「耐性」ができ、

効果を得るためには、量を増やさなければならなくなります。

薬をやめたり、量を減らしたりすると、離脱症状が起こって、飲み始める前よりも眠れなくなり、依存度は高まっていくことになります。

睡眠剤を飲むと、本来は睡眠中に活性化する免疫細胞まで眠らせて、病気にかかりやすくなります。判断力や記憶力も低下します。

不眠をもたらしているのは、ほとんどの場合、食生活と生活習慣の乱れです。

腸の状態がよくないと、睡眠ホルモンであるメラトニンが十分につくられませんし、不規則な生活はメラトニンの分泌リズムを狂わせます。

腸の健康と規則正しい生活、この二つがそろってはじめて、睡眠ホルモンがしっかりと働き、自然な眠りが訪れるのです。


〈予防・改善のポイント〉

●大豆食品、ナッツ類、バナナを積極的に摂り、メラトニンを活性化する

睡眠ホルモンであるメラトニンは、精神安定作用のあるセロトニンというホルモンからつくられます。セロトニンを増やす大豆食品、ナッツ類、バナナなどをしっかり摂ることが、メラトニンの活性化につながります。

●酵素と食物繊維をたっぷり摂る

メラトニンに変わるセロトニンをつくるのは、腸内の善玉菌です。善玉菌を元気にするのは酵素と食物繊維です。生野菜、果物、発酵食品をたくさん摂りましょう。

●眠る前にパソコンやメールを見ない

眠るためには、活動モードの交感神経から、リラックスモードの副交感神経に切り替わる必要があります。パソコンやメールの強い光は、交感神経を刺激して、副交感神経に切り替わるのを妨げます。

遅くまで仕事をするのも、交感神経の優位が続くので、不眠の原因となります。

●午前0時までには布団に入る

メラトニンの分泌量は夜が深まるにつれて増えていき、深夜にかけてピークを迎えます。その時間帯に合わせることで、自然な眠りが訪れます。

●朝日を浴びる

朝起きて太陽の光を浴びると、その十数時間後にメラトニンの分泌を増やすタイマーのスイッチが入ります。

●ウォーキング

ウォーキングはセロトニンを増やします。セロトニンは夜が近づくとメラトニンに変わりますので、スムーズな眠りにつながります。

また運動は、良質な睡眠のための適度な疲労をもたらしてもくれます。

「高血圧」は、無理に血圧を下げるとよくない

◎数値が〝基準値〟を超えても、これで安心

血圧が高くなる要因は次の三つです。

①食事内容がよくない
②過度のストレス
③必要に迫られて上がらざるをえない

とくに、よく考える必要があるのは③です。

年をとると血管も老化するので、ある程度は動脈硬化が進みます。すると、体の隅々にまで血液を十分に行き渡らせるために、血圧も上がってくるのです。

薬で強制的に血圧を下げると、体の各組織は栄養不足、酸素不足になります。また、降圧剤を飲むと、免疫力が低下し、ガンをはじめとする病気にかかりやすくなります。脳の血流量低下は、ボケやアルツハイマー発症の原因となります。

フィンランドの15年にわたる調査によると、降圧剤で高血圧治療を行なったグループは、薬を飲まなかったグループに比べて死亡者数が圧倒的に多かったといいます。

血圧は年齢プラス90くらいまではまず問題ありません。それを薬で下げると体はかえっておかしくなります。

血圧は患者さんの全体をみて判断すべきものです。数値が基準値を超えたからといってすぐ降圧剤を勧めてくるような医者は信用できないと私は思います。

〈予防・改善のポイント〉

●血圧を上げる食品をひかえる

脂っこいもの、ジャンクフード、甘いものをひかえましょう。これらの食品に含まれる、酸化した脂、トランス脂肪酸、リノール酸、砂糖などは、動脈硬化を進行させ、血圧を上げます。

●生野菜や果物をしっかり摂る

酵素や食物繊維が血液をサラサラにし、動脈硬化の進行を防いでくれるうえ、塩分を体外に排出してくれます。

●塩分コントロールは、塩の質にこだわる

塩分がよくないのは、「悪い塩」を多く摂っているからです。「精製塩」を避け、ミネラルを豊富に含んだ「天然塩」を使うようにしましょう。

●ファスティング（半断食）

腸のコンディションを整えることは、血液、血管のコンディションを整えることです。血液がサラサラになれば、血圧は下がります。

●ストレス解消を心がける

ストレスは交感神経を刺激します。交感神経は体を仕事モード、戦闘モードにするため、血圧が上がります。

●適度な運動を行なう

適度な運動は、心臓や肺の働きを強化し、血圧を下げる方向に作用します。ウォーキングやゆっくりと泳ぐなど、酸素を取り込みながら行なう有酸素運動がおすすめ。ただし、無理は禁物です。

「脂質異常症」——自然なやり方で体を整えよう

◎コレステロールは、薬で下げてはいけない

コレステロールは動脈硬化を進行させ、心筋梗塞や脳梗塞を引き起こすやっかい者と思われがちですが、そんなことはありません。

コレステロールは細胞膜やホルモンの原料であり、脳や神経系の細胞をつくっている非常に重要な物質です。

コレステロールの約9割は体内で合成され、残りの1割が食品から摂取されたものです。

現在もっともよく使われているコレステロール低下剤は、「スタチン製剤」と総称される薬で、コレステロール合成酵素の働きを抑えて、体内のコレステロール量を減

らします。

ところが、この薬は細胞の生成や働きを低下させるため、神経や筋肉に障害が起こりやすくなります。免疫力も落ちて感染症やガンのリスクも高まります。

LDL（悪玉コレステロール）とHDL（善玉コレステロール）を合わせた総コレステロールは2014年3月まで140〜199が基準値とされ、240以上だと早急に改善が必要とされてきましたが、日本ではこの値が220〜280の人がいちばん長生きとする説があります。

日本動脈硬化学会はこれまで「コレステロール値は低いほどよい」を基本路線としてきましたが、日本脂質栄養学会がコレステロール値と死亡率の追跡調査を分析して2010年に「コレステロール値は高めのほうが長生き」という見解を発表し、医学界以外にも大きな反響を巻き起こしました。

はっきりしているのは、薬でコレステロール値を下げるのは、神経細胞の働きや免疫機能にまで影響をおよぼしかねず、たいへん危険だということです。

以下の項目を実践すれば、余分なコレステロールは自然に体外へ出ていきます。

〈予防・改善のポイント〉

●食物繊維をしっかり摂る

とくに水溶性の食物繊維は、食物中のコレステロールを吸着して便として排出してくれます。それゆえ血中コレステロールを正常化すると同時に善玉コレステロールを増加させるのです。水溶性食物繊維は、野菜、果物、海藻類に豊富です。

●インスタント食品、スナック菓子、ファストフードなどをひかえる

これらの食品に含まれるトランス脂肪酸やリノール酸は、血液中のコレステロールを増やします。

●肉や乳製品、卵などを摂りすぎない

肉や乳製品に含まれる飽和脂肪酸もコレステロールを増やします。卵にはコレステロール自体が多いのでコレステロール値が高い人は摂りすぎないほうがいいでしょう。

●オメガ3系脂肪酸を積極的に摂る

オメガ3系の脂肪酸には①ＥＰＡやＤＨＡ、②α‐リノレン酸、などがあり、ＬＤＬや中性脂肪を減らしてくれます。①は青魚に、②は亜麻仁油、エゴマ油、ナッツ類に多く含まれています。

●有酸素運動を行なう

おすすめはウォーキング、水泳、水中ウォーキングなどです。

有酸素運動は脂肪の代謝に関わる酵素であるリパーゼを活性化させ、LDL（悪玉コレステロール）を減らしてHDL（善玉コレステロール）を増やします。

「糖尿病」――食事と生活習慣で完治は可能

◎II型糖尿病の人には、薬以外にやることがたくさん

糖尿病は、体のエネルギー源であるブドウ糖を、血液中から細胞に取り込む仕事をしているインスリン（すい臓でつくられているホルモンのひとつ）の働きが悪くなる

ことによって起こります。症状が進むと血管や神経に障害が生じ、腎不全を起こしたり、失明に至ることもある恐ろしい病気です。

注射などによってインスリンを投与するのが代表的な治療法ですが、これは、体内でインスリンがつくられないI型糖尿病の場合は致し方ないことです。

しかし、**生活習慣によって引き起こされるII型糖尿病の場合は、安易にインスリン治療に頼る以外に、やるべきことがたくさんあります。**

薬のインスリンは、自分のすい臓から出るインスリンとは異なるため、血糖値のコントロールは簡単ではありません。インスリンには細胞分裂をうながす作用があり、ガンを発症させる可能性もあります。

インスリン以外の糖尿病の薬は、治療効果がはっきりしないものも少なくなく、心不全、心筋梗塞や肝障害、膀胱《ぼうこう》ガン、アレルギーなどの副作用が出る可能性がありま す。酵素を浪費して免疫力を低下させるだけなので、そうした薬を飲む必要はいっさいありません。

薬は、酵素やホルモンなど体内で働いている物質のバランスを乱し、新たな病気をつくる異物であり、体内に入れないで済むならそれがいちばんです。

生活習慣で起こってきた病気は、生活習慣で治す。

発症すると治すのは難しいとされている糖尿病でも、ポイントにあげた食事、生活習慣を心がければ、完治の可能性は十分にあります。

〈予防・改善のポイント〉

●摂取カロリーを1日1400~1500キロカロリーに抑える

必要な分しか食べない野生動物に糖尿病はありません。まず大事なのは食べすぎないことです。

●食物酵素をたっぷり摂る

酵素は腸の働きを整え、よい血液をつくってくれます。

●食物繊維をしっかり摂る

野菜、海藻、豆、ゴマ、イモ、シイタケなどをたっぷり摂りましょう。これらの食物に豊富に含まれる食物繊維は、糖分の吸収をゆるやかにし、血糖値の急上昇を防いでくれます。

酢も血糖値が上がるのを抑えてくれますので、野菜や海藻の酢の物などはもってこいのメニューです。

●「低GI食品」を中心に食べる

3章でも書きましたが、血糖値を急上昇させるGI値の高い食品を避けることが、糖尿病の予防・改善には大切です。153ページの表を参考にGI値60以下の「低GI食品」を中心にした食事を心がけましょう。

●砂糖の入った食品をひかえる

砂糖は血糖値を上げるだけでなく、腸内の悪玉菌を増やします。

●動物性タンパク質をひかえる

動物性タンパク質の消化には大量のすい液を必要とします。すい臓が疲れると、インスリンをつくる能力にも影響します。また、動物性タンパク質の摂りすぎは腸を腐敗させ、血液を汚します。

●ファスティング（半断食）

定期的に行なうことで、腸が元気になり、細胞や血液がきれいになります。

●ウォーキング

毎日30分以上を目標に歩きましょう。運動は糖尿病治療に欠かせないポイントです。

●規則正しい生活を送り、きちんと睡眠をとる

睡眠不足はすい臓を弱らせ、インスリンが十分に分泌されなくなります。

「かぜ」でとりあえず薬を飲んでいませんか

◎解熱剤はウイルスと闘う邪魔になる

かぜをひくのは消化不良により、腸内細菌のバランスが悪玉菌優位になっているためです。

腸内には1000兆もの細菌が棲んでいますが、じつはウイルスが根城にしているのも腸なのです。腸内の悪玉菌が増えると、免疫力が落ち、ウイルスが増殖して発病にいたるというわけです。

「かぜをひいたらとりあえず薬」という方も多いと思いますが、薬は、せき、鼻水、熱といった症状を対症療法的に抑えているだけです。

しかも、これらの症状は、体の正常な免疫反応であるため、薬で症状を抑えれば、それだけ治りは遅くなります。

とくに発熱は、酵素の力を最大限に高めてウイルスを撃退しようという体本来の働きであり、解熱剤を使うと免疫力が落ちて、かえってかぜは悪化してしまいます。

「かぜは万病のもと」と言いますが、「かぜ薬は万病のもと」と言ったほうが正しいくらいです。

かぜは暖かくして、寝て治すにかぎります。薬を飲むのは、全力で治ろうとしている体の邪魔にしかなりません。

いちばんいいのは、免疫力を上げておくことです。免疫力の8割は腸にあります。

日頃から、生野菜や果物、発酵食品で酵素を十分に摂っていれば、善玉菌が増えて腸が健康になり、かぜどころか、いっさい病気をしない体になれます。

〈予防・改善のポイント〉

●食欲がなければ無理に食べない

食欲がなくなるのは、大量の酵素を使う消化作業を一時ストップし、その分の酵素もウイルスとの闘いに振り向けようという反応です。

●すりおろしのリンゴ、大根などで酵素を補給

かぜにリンゴのすりおろしは定番の民間療法ですが、酵素がたっぷり摂れて、腸内環境をすみやかに改善してくれるので、非常に理にかなっています。

大根おろしもおすすめです。ほかにすりおろしに向いているのは、ニンジン、キュウリ、レンコン、ショウガ、セロリ、カブ、タマネギ、カボチャなどです。

すりおろしたショウガを湯にといて、ハチミツなどを加えたショウガ湯も血行がよくなり、免疫力を高めてくれます。

●足湯を行なう

血行がよくなり、体温が上がると、免疫力、自然治癒力も高まります。

●十分な睡眠をとる

かぜには、しっかりと眠ることがなによりの薬です。免疫細胞は眠っているあいだに活性化するうえ、酵素も体を回復させることに集中できるからです。

「胃炎」は、酵素食を中心にすれば自然に治る

◎忙しく働いている胃を休ませていますか？

胃炎の根本原因は、食べすぎなどによる消化不良と消化器官の疲れです。

胃酸が強い酸性であることから、胃の内部には細菌などが繁殖しにくくなっていま

す。しかし、細菌はゼロではなく、少数の細菌は存在しています。

食べすぎたり、食べてすぐ寝たりすると、消化力が落ちたり、胃の中の酸性度が正常に保たれなくなったりします。

すると腐敗菌であるピロリ菌などが繁殖して、アンモニアガスを大量に発生させます。胃の中がアンモニアガスにさらされ続ければ、胃壁が荒れて、胃炎となります。そして、胃炎がひどくなると胃潰瘍になるのです。

胃薬の多くは胃酸を抑える薬ですので、飲み続けると、胃の酸性度を弱めてしまいます。結果的にピロリ菌などの繁殖を助けて、胃炎を悪化させてしまうのです。

かゆみ、発疹、不整脈、肝機能障害、せん妄、けいれん、ショックなど、さまざまな副作用があり、免疫細胞の働きも低下させます。

胃薬といえども、決して気軽に飲んでいいものではありません。

ファスティングなどで胃を休ませ、酵素食を中心にして胃の負担を減らせば、胃炎は自然に治っていきます。

〈予防・改善のポイント〉

●食べすぎない

量を食べる、間食をするなど、食べすぎは消化不良の原因となり、胃の中を荒らします。荒れた胃を正常な状態に戻すには、休ませるのがいちばんです。

●よく噛む

胃の負担を軽減するには、よく噛むことです。唾液に含まれる消化酵素アミラーゼ（炭水化物を分解する）もしっかり働くことができます。また、よく噛めば自然に少食になります。

●食べてすぐ寝ない

胃のペーハーが下がりきらず、腐敗菌を繁殖させる一因となります。

●食物酵素をたっぷり摂る

酵素が豊富な食物は消化を助け、胃や腸を整えてくれます。すりおろした大根、ショウガ、キュウリなどがとくにおすすめです。

●動物性タンパク質、砂糖をひかえる

肉や砂糖は腸を腐敗させ、血液を汚します。汚れた血液は胃壁を荒らします。

●ファスティング（半断食）で胃を休ませる

胃を休めるもっとも効果の高い方法は、ファスティングです。

●ストレスをためない

胃はストレスにきわめて弱い臓器です。ストレスは交感神経の緊張を高め、胃液の分泌やぜん動を減らして、胃炎や胃潰瘍の原因となります。

「頭痛」を治す第一歩は、薬頼みをやめること

◎頭をスッキリさせる生活の基本

慢性の頭痛は、脳内の血流が乱れることによって起こります。その根本原因は、消

化不良、つまり、腸内の腐敗そしてアンモニア群の出現にあります。

腸の汚れは血液の汚れに直結し、血流が悪くなって、体のあちこちで酸素や栄養素が足りなくなります。脳でそれが起こると、なんとかしようと体が反応して、いつもより多い量の血液がドクンドクンと流れることになります。このときに痛みが生じているのです。また、血中を流れているアンモニアがＢＢＢ（血液脳関門）を通って脳に入り、頭蓋骨内の圧力がやや上がることで、頭痛は起こります。

肩や首のこりからくる頭痛を「緊張型頭痛」と言ったりしますが、こりは血のめぐりが悪いことが原因であり、これも結局は腸の腐敗そしてアンモニアにいきつきます。

頭痛を根本的に治すには、食生活の改善以外にありません。

頭痛薬は頭だけでなく全身の血流量を減らします。血流が悪くなれば体温が低くなり、免疫力も下がってしまいます。胃炎や胃潰瘍、肝臓や腎臓の働きが悪くなるなどの副作用のほか、ショック症状が起こる可能性もあります。

頭痛薬は対症療法の最たるもので、効き目がなくなれば痛みはぶりかえすので、常用することになりがちです。

飲むほどに薬の効きは悪くなり、頭痛の回数も増えて、症状も悪化していきます。
慢性の頭痛を治すには、まず薬に頼るのをやめることから始めるしかありません。薬をやめ、酵素をたっぷり摂る食生活で腸がきれいになれば、これまでの痛みがうそのように消えて、体調もはるかによくなること請け合いです。

〈予防・改善のポイント〉

●酵素食で腸を整え、血液をきれいに

腸をきれいにして、きれいな血液が全身をめぐるようになれば、頭痛など起こりようがありません。

●動物性タンパク質や砂糖をひかえる

腸を腐敗させ、血液を汚す大きな原因が肉や砂糖の摂りすぎです。とくに糖は、赤血球どうしが何十枚もくっついた状態の「ルロー（連銭形成）」を発生させ、血流を大渋滞させてしまいます。

●ファスティング（半断食）を行なう

腸がきれいになり、血液もサラサラになって血行がよくなります。

●**ストレスをためない**

ストレスは腸内を腐らせ、血流を悪化させて、まさに「頭痛のタネ」になります。

●**睡眠を十分にとる**

しっかり眠って酵素が活性化すれば、くっつき合った赤血球をほどき、毒素を排出するなど、血液をきれいにする代謝作用も高まります。

「アトピー性皮膚炎」――過剰な免疫反応を抑える

◎根本的に治すには酵素で血液をサラサラにしよう

アレルギーとは、体にとっての異物を排除しようという免疫反応が働きすぎてしまうことを言います。その大本の原因は腸にあります。

消化不良で腸内が腐敗すると、未消化物や毒素が腸粘膜から吸収されます。これらは血液中に存在しないはずの異物であり、過剰な免疫反応を引き起こします。

アレルギー性の病気のひとつであるアトピー性皮膚炎は、食生活に気をつけ、腸を健康にすることによって快方に向かっていきます。

アトピー性皮膚炎に使われるステロイド外用剤は、一時的に炎症を抑えることはあっても、使っているうちに同じ量では効かなくなる「耐性」が生じ、皮膚炎はますますひどくなっていきます。

やめると再発するため、薬への依存度も高まる一方となります。

ステロイド外用剤を使い続けると、皮膚が縮む、赤くなる、薄くなる、内出血が起こるなどのほか、免疫力が低下して感染症にかかりやすくなるなどの副作用がります。長く使うほど、薬を中止するときの「離脱症状」も出やすくなります。

同じくアトピー性皮膚炎の治療薬としてタクロリムス軟膏という抗炎症薬がありますが、もともとは「免疫抑制剤」であることから、免疫力を大きく低下させ、発ガン性があるので使ってはいけません。

アトピー性皮膚炎を治していくには、食生活を見直して、酵素をたっぷりと摂り入れ、腸内の善玉菌を増やすことに尽きます。

腸を元気にして、血液をサラサラにすることが、アレルギーの治療の根本です。

〈予防・改善のポイント〉

●食物酵素をしっかり摂る

酵素は腸を健康にして、アレルギーの原因物質である毒素や未消化物が血液中に吸収されるのを防ぎます。

●インスタント食品やスナック菓子、ファストフードなどをひかえる

これらの食品に含まれる保存料や着色料などの添加物、トランス脂肪酸やリノール酸などの体に悪い油は、アレルギー症状を悪化させます。

●オメガ3系の油を摂る

シソ油、エゴマ油、亜麻仁油などに含まれるα-リノレン酸、青魚に多く含まれる

DHA、EPAなどのオメガ3系の油（脂）には、アレルギー反応を抑える作用があります。

オメガ3系の油は酸化しやすく調理には向いていないので、ドレッシングなどで使うとよいでしょう。調理にはアレルギーに影響しないオリーブ油がおすすめです。

α-リノレン酸はネギ、白菜、キャベツ、大根、ホウレンソウなどの冬野菜にも多く含まれています。

●動物性タンパク質、砂糖をひかえる

摂りすぎると腸内を腐敗させ、血液を汚してアレルギー反応を引き起こす代表的な食品がこの二つです。

●ファスティング（半断食）を行なう

細胞レベルからの毒出しができるファスティングは、アレルギー体質の改善にたいへん有効です。

「ガン」の芽を小さくするために大事なこと

◎生活習慣で起きたものは、生活習慣で治す

これまでガンは、遺伝的要因も大きく、なる、ならないは運しだいのように考えられてきました。しかし、現在は「ガンは生活習慣病のひとつ」という見方が、世界的にも定着してきています。

ガンの主な原因は、他の生活習慣病と同じく、食生活の乱れ、悪い生活習慣、強いストレスです。

ガンの三大治療法である「手術」「放射線療法」「抗ガン剤（化学療法）」は対症療法にすぎません。とくに抗ガン剤は、ガン細胞だけでなく、正常な細胞まで痛めつけ、体から活力を奪っていきます。

細胞分裂の盛んな骨髄、生殖器、毛のう（毛根を包む組織）、消化管の粘膜などは、増殖するガン細胞と見分けがつかず、抗ガン剤の攻撃を受けやすい部位です。

腸がやられると免疫力が大きく落ちるうえに、栄養の吸収も難しくなり、体はいっそう衰弱してしまいます。ほかにも、白血球減少、悪心、嘔吐、脱毛、皮膚疾患、倦怠感、全身の痛みなど、数えきれないほどの副作用が起こってきます。

白血病や悪性リンパ腫などの血液のガンには有効なケースもあるものの、それ以外のガンでは、逆にガンが広がったり、寿命を縮めてしまう可能性が高くなります。

ガンの直接的な引き金は、血液の汚れによって組織が栄養不足となり、活性酸素が発生して、遺伝子にダメージが蓄積されていくことにあります。

ガンの治療は、腸を元気にして血液をきれいにし、免疫力を高めて、ガンを小さくしていくことが大事です。

体によくない食べ物をひかえ、ファスティングによって、体の隅々まで大そうじをする。酵素をたっぷりと摂って自然治癒力を高める。生活習慣を見直し、ストレスをためないようにして、病気が棲みつくことのできない体をつくっていく。

病気に立ち向かい、追い出していくこれらの方法は、ガンの場合でも、ほかの病気とまったく変わることはありません。

〈予防・改善のポイント〉

●生野菜、果物、発酵食品といった酵素食を積極的に摂る

酵素の力なしにはガンからの回復はありえません。

生野菜や果物には、食物繊維や、ガンの原因となる活性酸素を撃退してくれるファイトケミカルもたっぷり含まれています。

とくに大腸ガン予防には、食物繊維はたいへん有効です。

腸内の善玉菌によって食物繊維からつくられる短鎖脂肪酸は免疫力を高めてくれます。なかでも酪酸《らくさん》は、ガン遺伝子の抑制や、ガンのアポトーシス（個体を健康に保つために起こる細胞の自然死）にも関わり、正常細胞を増やす働きがあります。

●オメガ3系脂肪酸を積極的に摂る

青魚や亜麻仁油、エゴマ油、ナッツ類、白菜、大根などの冬野菜に豊富なオメガ3

系脂肪酸には血液をきれいにする働きがあり、ガン予防にも効果があります。

●糖分、動物性タンパク質をひかえる

ガン細胞は血糖値が高くなると増えやすくなることがわかっています。これはガンが糖をエサにして増えていくからです。

また、糖は腸を荒らし、血液を汚して、活性酸素を大量に発生させます。

動物性タンパク質も、腸を腐らせ、血液を汚します。

●ファスティング（半断食）

腸がきれいになり、ガンを殺すＮＫ細胞などの働きが高まります。

消化器官を休ませることで、体内の酵素のほとんどを解毒、再生などの代謝にまわすことができ、自然治癒力が一段とアップします。

●十分な睡眠をとる

免疫細胞が働くのは眠っているあいだです。よく眠ることが免疫力アップにつながります。

●ウォーキングなど適度な運動を行なう

便秘や発汗、排尿が少ないなど、体内の毒出しが十分に行なわれていないと、ガンのリスクは高まります。予防にも治療にも、適度な運動を行なって、新陳代謝を高めることが大切です。

下半身の筋肉をしっかり動かすと血流もよくなるので、ウォーキングはとくにおすすめの運動です。

●ストレス解消を心がける

ストレスはガンの大敵です。ストレスは体の中に活性酸素を大量発生させます。よく笑うことも大事です。笑うと免疫細胞が活性化され、心身ともに生きるエネルギーが高まります。

【参考文献】

『Enzyme Nutrition』Edward Howell,M.D.『Updated Articles of National Enzyme Company』Dr.Rohit Medhekar『Digestive Enzymes』Rita Elkins,M.H.『The Healing Power of Enzymes』DicQie Fuller,Ph.D.,D.Sc.『Food enzymes for Health & Longevity』Edward Howell,M.D.『The Enzyme Cure』Lita Lee,Ph.D.『Colon Health』Norman W.Walker,D.Sc.,Ph.D.『Tissue Cleansing Through Bowel Management』Dr.Bernard Jensen『Enzyme Therapy Basics』Friedrich W.Dittmar,M.D. and Jutta Wellmann『Alternative Medicine Definitive Guide to Cancer』W.John Diamond,M.D. and W.Lee Cowden,M.D. with Burton Goldberg『The Karluk's Last Voyage』Robert A.Bartlett『Menopause Without Medicine』Linda Ojeda,Ph.D.『Enzymes Enzyme Therapy』Dr.Anthony J.Cichoke『Transformation Professional Protocols』Dr.DicQie Fuller『Oral Enzymes:Facts & Concepts』M.Mamadou,Ph.D.『Absorption of Orally Administered Enzymes』M.L.G Gardner & K-J.Steffens『Cancer Biotherapy』Zavadova,E.,Desser『医者が患者をだますとき』ロバート・メンデルソン著／弓場隆訳（PHP研究所）『クスリは飲んではいけない!?』船瀬俊介（徳間書店）『「フォークス・オーバー・ナイブズ」に学ぶ超医食革命』ジーン・ストーン編／大島豊訳／松田麻美子監修（グスコー出版）『一生切れない、詰まらない「強い血管」をつくる本』島田和幸（永岡書店）『「NS乳酸菌」が病気を防ぐ』金鋒（PHP研究所）『新版 のんではいけない薬』浜六郎（金曜日）『危ない薬の見分け方』浜六郎（KKベストセラーズ）『「酵素」が免疫力を上げる！』鶴見隆史（永岡書店）『健康の決め手は「酵素」にあった』鶴見隆史（河出書房新社）『断食でがんは治る』鶴見隆史（双葉社）『「酵素」の謎』鶴見隆史（祥伝社）『真実のガン治しの秘策』鶴見隆史（中央アート出版社）

本書は、本文庫のために書き下ろされたものです。

知的生きかた文庫

薬《くすり》のいらない体《からだ》は、酵《こう》素《そ》がつくる！

著　者　鶴見隆史（つるみ・たかふみ）
発行者　押鐘太陽
発行所　株式会社三笠書房
〒102-0072　東京都千代田区飯田橋3-3-1
https://www.mikasashobo.co.jp
印　刷　誠宏印刷
製　本　若林製本工場

ISBN978-4-8379-8328-6 C0177

本書へのご意見やご感想、お問い合わせは、QRコード、
または下記URLより弊社公式ウェブサイトまでお寄せください。
https://www.mikasashobo.co.jp/c/inquiry/index.html

C50454